腎代替療法
選択支援外来
実践ガイド

監修 小川智也　　　　　　　　　　　　　　　　長

謹 告

本書に記載されている事項に関しては，発行時点における最新の情報に基づき，正確を期するよう，著者・出版社は最善の努力を払っております。しかし，医学・医療は日進月歩であり，記載された内容が正確かつ完全であると保証するものではありません。したがって，実際，診断・治療等を行うにあたっては，読者ご自身で細心の注意を払われるようお願いいたします。

本書に記載されている事項が，その後の医学・医療の進歩により本書発行後に変更された場合，その診断法・治療法・医薬品・検査法・疾患への適応等による不測の事故に対して，著者ならびに出版社は，その責を負いかねますのでご了承下さい。

序

——医療者の配慮により，透析・移植患者さんがより元気に——

　私が腎代替療法の分野に携わり始めてから30年近くが経ちました。血液透析，腹膜透析，腎移植を含む腎代替療法へのアプローチは，近年は患者さん自身が治療選択に積極的に関わるようになり，また，特に高齢化に伴い，患者さんとそのご家族，そして社会全体を巻き込んだトータルケアが重要になってきました。

　残念ながら，適切な療法選択についてはまだ課題が残ります。患者さんの背景などを十分把握する前に担当医の推奨する治療法が選ばれてしまうことも少なくなく，患者さんやご家族のニーズに寄り添った医療提供が十分ではない場合があります。私たちの施設では20年以上前からじんぞう病教室を開催し，病気の基礎から透析・移植についてまで，幅広い教育を行ってきました。しかし，それでも個々の患者さんへの対応が不十分でしたので，2006年からは，透析療法選択外来を開始し，患者さんとご家族に寄り添った情報提供とサポートを強化してきました。これまで数多くの患者さんが，この取り組みを通じて自らの状況に合った治療選択をする援助を受けてこられました。

　本書では，長年の経験から得た知見をもとに，患者さんにとって最適な腎代替療法選択へ導くための医療スタッフの実践的な経験や情報をまとめました。日々の診療で忙しい中でも，患者さん一人ひとりに寄り添った医療の提供を心がけることの重要性を，具体的な事例を交えて解説しています。

　適切な治療選択を支援することで，その後の透析治療にも前向きに取り組まれ，患者さんの満足度が上がるとともに，医療報酬の確保にもつながっていくと思われます。近年は診療報酬上の加算が付いたことで，多くの施設で腎代替療法選択支援が行われるようになってきました。本書によって，より良い療法選択に少しでも貢献できれば幸いです。

　最後に，本書の発行にあたり，ご協力頂いた血液浄化センターのスタッフの皆様に深く感謝します。今後も，腎疾患を持つ患者さんがより健やかに過ごせるよう，私たちは努力を続けてまいります。

2024年11月

埼玉医科大学総合医療センター 腎・高血圧内科教授, 血液浄化センター長　小川智也

■目次

1章　腎代替療法選択支援外来を始める前に

腎代替療法選択支援の在り方を考える　　　長谷川総子／安田多美子　2

2章　腎臓専門医外来から療法選択支援外来へつなぐ

1 どういう紹介が多いか？　基幹病院での対応は？　　　山本　亮／清水泰輔　14

2 腎臓専門医から療法選択支援外来への流れ　　　山本　亮／清水泰輔　20

3章　血液透析について伝えたいこと

1 血液透析──これだけは伝えたい　　　金山由紀／奥山正仁　28

2 血液透析生活で生じる問題点と注意点　　　佐々木裕介／奥山正仁　32

3 在宅血液透析　　　佐々木裕介／奥山正仁　38

4 オーバーナイト透析　　　奥山正仁／金山由紀　45

4章　腹膜透析について伝えたいこと

1 腹膜透析──これだけは伝えたい　　　瀬尾季余子／松久保かおり　50

2 資料で触れられにくい腹膜透析のメリットとデメリット　　　瀬尾季余子／松久保かおり　58

3 外来腹膜透析導入：腹膜透析が外来導入できることを知っていますか?　　　瀬尾季余子／松久保かおり　69

4 血液透析併用療法　　　松久保かおり／瀬尾季余子　73

5章　腎移植について伝えたいこと

1 腎移植──これだけは伝えたい　　足立亜由美 / 伊藤晴美　**80**

2 献腎移植　　伊藤晴美　**91**

3 腎移植後の生活　　足立亜由美 / 長谷川総子　**99**

4 腎移植医療に必要な経済的知識　　足立亜由美 / 安田多美子　**105**

6章　療法選択支援外来から明るい未来を！

1 夢を叶える方法を伝える（仕事，旅行，趣味）　　奥山正仁 / 安田多美子　**112**

2 透析への不安がある患者への対応　　佐伯聡美 / 小林清香　**118**

3 知的障害のある患者への療法選択　　佐伯聡美 / 小林清香　**123**

4 サイコネフロロジーと療法選択　　小林清香 / 佐伯聡美　**128**

7章　年齢や合併症に合わせた療法選択支援

1 小児・思春期〜20歳代前半の方への療法選択支援　　足立亜由美 / 佐伯聡美　**134**

2 妊娠予定，または妊娠中の患者に対する療法選択支援　　足立亜由美 / 安田多美子　**143**

3 働き盛り世代の療法選択支援　　瀬尾季余子 / 長谷川総子　**152**

4 おひとりさまが抱える問題　　瀬尾季余子 / 安田多美子　**156**

5 後期高齢者に対する療法選択支援　　足立亜由美 / 安田多美子　**160**

6 がんサバイバーに対する療法選択支援　　足立亜由美 / 瀬尾季余子　**171**

8章 急性増悪し，緊急導入となった場合の療法選択

1 入院病棟看護と透析看護の連携　佐伯聡美　奥山正仁　180

2 腎臓内科病棟の入院透析看護　伊藤美香　山田幸恵　186

9章 わかりにくい医療費をどのように説明するか：療法選択支援外来から社会資源の活用を模索する

1 生活困窮を訴える場合の対応　瀬尾季余子　奥山正仁　194

2 外国人への療法選択支援のしかた　佐伯聡美　安田多美子　198

10章 災害大国日本

災害を想定した情報提供　足立亜由美　奥山正仁　206

11章 始めましょう，療法選択支援外来

1 当施設における療法選択支援外来の歩み
──診療体制と運営環境の紹介　安田多美子　長谷川総子　214

2 腎代替療法専門指導士としての，
当施設における今後の展望　奥山正仁　安田多美子　221

索引　228

コラム

「自分でできる透析があるって聞いたのだけど?」	57
治療に対して前向きで,自ら工夫する大工さんの事例	66
「APDの動作音,夜間のアラーム音がうるさくて……」	67
出口部感染の原因がカメの飼育行動にあった事例	67
CAPDからAPD治療に移行して,日中の時間ができた事例	68
生体腎移植に対する家族間の話し合いがされていない事例	89
移植腎廃絶時に療法選択支援を行った事例	104
治療費に対する不安から移植を辞退した事例	109
自信をなくし,不安をたくさん抱えたSさんの事例	122
医療者の心配をよそに,比較的スムースに透析を受け入れたKさんの事例	125
身体について学ぶ機会	135
療法選択支援外来未受診で,腎移植を行いたいと腎移植外来に来院した事例	141
療法選択支援がない時代の昔ばなし1:妊娠したことで,腎疾患が増悪した事例	148
療法選択支援がない時代の昔ばなし2:妊娠をあきらめたつらい過去のある事例	148
療法選択支援外来後,妊娠・出産を叶えられた事例	149
妊娠を想定していなかった事例	150
療法選択支援で気持ちが前向きになった事例	155
認知症を患い,家族のサポートが必要になった事例	159
PDラストの事例	169
がんの進行に在宅療養支援が追いつかなかった事例	177
未受診・未治療,緊急透析導入となったAさんの10年にわたる療法選択介入の事例	184
「死んじゃえば誰にも迷惑かけなかったって思う」	191
看護師から説明があって初めて金銭面の質問をすることができた事例	197
シングルマザーの在留外国人患者Kさんの事例	203
腹膜透析を行うAさんの被災事例	212

執筆者一覧

監修

小川智也 埼玉医科大学総合医療センター 腎・高血圧内科 教授, 血液浄化センター長

執筆者 (執筆順)

長谷川総子 埼玉医科大学総合医療センター 6階東病棟 副看護師長

安田多美子 埼玉医科大学総合医療センター 血液浄化センター 副看護師長

山本　亮 埼玉医科大学総合医療センター 腎・高血圧内科 助教

清水泰輔 埼玉医科大学総合医療センター 腎・高血圧内科 講師

金山由紀 埼玉医科大学総合医療センター 臨床工学部 課長

奥山正仁 埼玉医科大学総合医療センター 血液浄化センター 看護師

佐々木裕介 埼玉医科大学総合医療センター 臨床工学部 主任

瀬尾季余子 埼玉医科大学総合医療センター 血液浄化センター 看護師

松久保かおり 埼玉医科大学総合医療センター 血液浄化センター 看護師

足立亜由美 埼玉医科大学総合医療センター 血液浄化センター 看護師

伊藤晴美 埼玉医科大学総合医療センター 血液浄化センター 看護師

佐伯聡美 埼玉医科大学総合医療センター 血液浄化センター 看護師

小林清香 埼玉医科大学総合医療センター メンタルクリニック 公認心理師

伊藤美香 埼玉医科大学総合医療センター 2階西病棟 看護師

山田幸恵 埼玉医科大学総合医療センター 2階西病棟 看護師長

1章

腎代替療法選択支援外来を始める前に

1章 腎代替療法選択支援外来を始める前に

腎代替療法選択支援の在り方を考える

長谷川総子，安田多美子

Key word｜腎代替療法選択支援，SDM

Key note
▶腎代替療法は，唯一最善とされる治療法が明確ではなく，生活の質（QOL）や生命予後への影響に加え，患者負担の大きいことが特性と言えます．そのため，腎代替療法の選択において，専門性に特化した多職種が連携し，患者を中心とした共同意思決定（SDM）のアプローチが望ましいとされています．
▶患者が最適な腎代替療法の選択と療法開始に向けた準備を促進させることができる支援として，「腎代替療法選択支援外来」の担う役割は大きいと考えます．

1 はじめに

　腎代替療法には，「血液透析（施設透析・在宅血液透析）」「腹膜透析」「腎臓移植（生体・献腎）」「保存的腎臓療法」があります．これらの療法においては，唯一最善とされるものが明確ではなく，生活の質（quality of life；QOL）や生命予後への影響に加え，患者負担の大きいことが特性と言えます．療法の選択肢はありますが，残念ながら限られた時間の中で必要に迫られた，苦しい選択となるわけです．わが国における腎代替療法の割合は，諸外国に比べて腹膜透析や腎移植よりも，血液透析が非常に多いのが現状です．この背景として，自己管理で行う腹膜透析への不安，施設血液透析の普及に加え，献腎ドナー不足，透析医療に対する社会保障制度の充実などが考えられます．

　腎代替療法を考える時期に，「すべての療法についてきちんと説明され，選択した」という認識をもつことができた患者がどの程度いるのかも疑問です．我々医療チームに求められることは，患者の生き方に影響を及ぼす腎代替療法について，患者満足度の高い療法を選択できるよういかに支援するか，ではないかと考えます．

2 腎代替療法に関する変化

2-1 近年の診療報酬改定

　腎代替療法指導管理料や導入期加算からも，腹膜透析や腎移植の推進に資する取り組みや実績などが評価されるようになりました。2022年度の診療報酬改定では「導入期加算3」が新設され，算定する施設には，近隣連携施設に向けた定期研修会の開催が要件とされています。これは，医療に対する多様なニーズに応えるべく，手厚い腎代替療法の情報提供が推進されるよう施設間連携が求められているためです。

2-2 関連学会などからの発信

　2020年に日本透析医学会より「透析の開始と継続に関する意思決定プロセスについての提言」[1)]が示されました。日本腎不全看護学会からも共同意思決定 (shared decision making；SDM) やアドバンス・ケア・プランニング (advance care planning；ACP) などの患者支援を網羅した「腎代替療法に関する意思決定支援における日本腎不全看護学会のステートメント」[2)]が発表されています。

　また，2021年に日本腎代替療法医療専門職推進協会が設立され，「腎代替療法専門指導士」資格が創設されました。この認定制度は腎不全医療に携わる多職種を対象とし，チーム医療による腎代替療法の適切な選択を推進し，透析・腎移植患者のQOL向上をめざすことが目的とされています。

2-3 期待される腎代替療法選択の支援体制

　前述の診療報酬改定やそれに伴う関連学会などの動向から，医療者と患者の双方が療法の意思決定プロセスに関与しSDMで支援することが推奨されています。SDMに必要な要素は，「医療者による根拠に基づいた療法の提示」「腎不全医療の知識と経験などの情報提供」「患者の価値観や意向の情報共有」「医療チームと患者が共に最良の治療を考え，選択し，決定する」で構成されると考えます。

　この4つの要素をふまえて医療者と患者とで行われるコミュニケーションプロセスを推進するためには，医師の外来診療の中だけでは困難です。そこで，多職種で支援する腎代替療法選択支援外来などの体制整備が必要となります。今後，この取り組みを行う施設が増えることが期待されています。

腎代替療法選択支援の在り方を考える

3 腎代替療法選択支援外来とは

3-1 腎代替療法選択支援外来の目的・意義

腎機能障害が進行し，健康維持に十分な腎機能が得られなくなった場合に，いずれかの腎代替療法を選択する必要があります。腎代替療法の選択を迫られる時期の患者とその家族が抱く不安は計り知れません。そのようなときに，ゆっくり今の心境や思いを述べる時間の確保と，患者本人の人生観を含め，ライフスタイルやライフステージに即した療法を選択できるよう支援することが重要となります。そのためには，医療者による各療法の特徴や生活の変化などの情報提供だけでなく，患者や家族から，生活背景や価値観，生きがいにしていることなどを聞きながら，共に考える時間をもつ機会が必要となります。その機会が腎代替療法選択支援外来であり，最適な腎代替療法の選択と準備を促進することが腎代替療法選択支援外来の目的，意義と考えます。

3-2 腎代替療法選択支援外来を担う人材

2020年度の診療報酬改定で新設された腎代替療法指導管理料ですが，2024年度の診療報酬改定における算定要件の中で，腎臓内科の診療に3年以上従事した経験を有する専任の常勤医師と，5年以上看護師として従事し，腎臓病患者の看護について3年以上の経験を有する専任の常勤看護師が，連携して診療を行う体制があること，が要件とされています[3]。今後は，2021年に創設された多職種共通の資格である，腎代替療法専門指導士の活躍が期待されています。

埼玉医科大学総合医療センターでは血液浄化センターという部門で，腎代替療法全般（入院加療中の血液透析，在宅血液透析，腹膜透析，生体・献腎移植後管理，献腎移植新規登録と登録更新）を担っていますが，その特徴を生かし，血液浄化センター配置の看護師が腎代替療法選択支援外来（以下，当院外来名称に基づき「腎不全療法選択外来」）を行っています。

4 医療チームによる腎代替療法選択支援の実践(図1)

4-1 医師の外来診療における，医学的根拠に基づいた療法の提示

　慢性腎臓病(chronic kidney disease；CKD)の重症度分類に準じて，適切な時期にじんぞう病教室を紹介しています．腎機能障害が進行し，腎代替療法の準備が必要とされる状態になると，医師から患者へ腎代替療法の必要性や療法説明がなされます．CKD重症度分類G4，G5の患者を対象に，医師が腎不全療法選択外来の担当看護師へ依頼と外来予約を行います．

4-2 担当看護師による腎不全療法選択外来の事前準備

医師診療録からの情報収集

①**医師の依頼内容**：医師の外来診療で説明された腎代替療法の内容や患者の理解度，既に考慮している療法の有無など情報を共有し，支援に必要とする資料や物品を準備します．

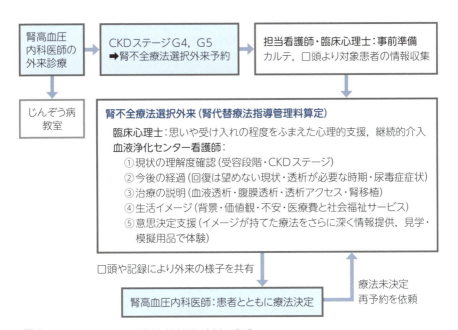

図1　医療チームによる腎代替療法選択支援の実践

②**腎代替療法の必要性を告げられた時期や受診までの経緯**：これは，近い将来，腎代替療法が必要な状況にあることに対する受容状態に，大きな影響を与える要因です。大きく分類すると，表1のようなケースに遭遇することが多くあります。腎機能の喪失により，生命維持のためには移植をしない限り透析療法を免れないという状況を知ると，ほとんどの方は大きな精神的衝撃を受けます。腎代替療法の必要性を告げられた時期や背景により反応は様々です。

③**既往歴・生活背景・家族構成・生活自立度・認知機能や理解力・検査データ**：腎不全療法選択外来において，初対面で一から情報収集を行うには時間を要します。医師が既に把握している情報は，担当看護師に事前に共有しておくことで，円滑に支援が進められます。

表1　腎代替療法に対する受容状態

case 1	受診歴はなく，体調不良で病院を受診し，検査したところ末期腎不全と言われ，当院に紹介された。初回外来で「透析が必要」と告げられた	**現状の直視困難** 治療すれば治るのではないか 信じられない
case 2	5年前にCKDと診断され，いずれ透析が必要と説明を受けていた。じんぞう病教室も受講し，薬物療法と食事療法の自己管理をしながら継続受診していた中，「そろそろ透析」と言われた	**強引に納得・現状を受け止める** 今まで十分頑張った いたしかたない
case 3	症状がないため，病気を軽くとらえ，仕事が忙しいことを理由に受診や薬物療法を自己中断していた。体調が悪く，久しぶりに受診したときに，「そろそろ透析を考えましょう」と言われた	**透析拒否と抵抗** 生活が成り立たない 透析はできない

4-3 腎代替療法選択支援で活用している資料 (図2)

　医師が腎不全療法選択外来の予約取得をする際に，患者へこの外来を受診する目的の説明を行うとともに，腎臓病SDM推進協会発行の冊子「腎臓病　あなたに合った治療法を選ぶために」を手渡しています。この冊子の特徴は，患者が生活背景，趣味・嗜好，病気や療法の理解度を言語化し，患者自身が改めて自分を振り返り，医療者との共有を推進できる内容となっています。

　腎不全療法選択外来では，関連5学会作成の「腎不全　治療選択とその実際」，腎臓

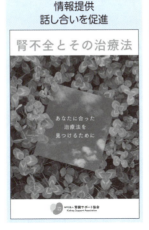
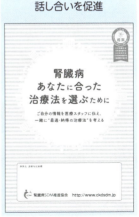

図2　腎代替療法選択支援で活用している資料

サポート協会の「腎不全とその治療法」を活用しています。これには，具体的な療法や必要な手術，生活の変化などが示されています。

> **腎代替療法説明にあたる際の資料のポイント**
> ▶関連学会の作成した腎代替療法選択に関わる資料，またはそれらを参考に作成した資料に基づき，説明を行うことが求められます。
> ▶何を用いて指導を実施したかは，多職種で連携する上でも重要であるため，記録に残すようにします。

4-4 腎不全療法選択外来担当看護師の介入

　腎代替療法の知識と経験などをふまえた情報提供と，患者の価値観や意向の情報共有を図ります。患者から得られた情報をもとに，共に最良の腎代替療法を考えます。
腎不全療法選択外来での具体的なアプローチ：初対面で大切なこと
①CKDと向き合いながら葛藤している思いを引き出し，傾聴する姿勢が必要
　腎不全療法選択外来を受診する患者は，計り知れない不安を抱き，腎代替療法を選択するという人生の過渡期に直面しています。前述の，腎代替療法の必要性を告げられた時期や受診までの経緯，生活背景により，患者の思いは様々です。療法説明を行

う前に，十分に患者の訴えや思いを傾聴し，時には労いや，思いに共感する言葉がけを行いながら，心の準備状態を知るように心がけています。

当院では2022年5月より，週2回は臨床心理士の介入を開始し，心理的サポート強化を図っています。

②全身状態も看護師の視点で観察

慢性的な経過から徐々に変化した体調は，CKDの症状として自覚しづらいものです。また，体液過剰や尿毒症症状の出現で，切迫している身体的状態である場合もあります。そのような場合は，医師へ状況報告をし，患者には厳しい現状を伝えます。

意図的なアプローチ

①CKDの理解度を把握

- 今の気持ちを述べてもらい，受容の段階を確認します（臨床心理士とともに介入）。
- 体調や自覚症状を聞きながら，身体的，精神的，社会的側面から患者理解を深めます。
- 検査データより腎機能の現状を共に確認します。

②今後の経過について説明

- 腎臓の役割とその重要性
- 末期腎不全は回復する可能性はないこと
- 透析導入や移植が必要になる時期
- 計画的に治療を開始することの必要性

③腎代替療法の説明（図3）

- 資料を用いて移植，透析療法について説明
- 療法の内容や必要な手術

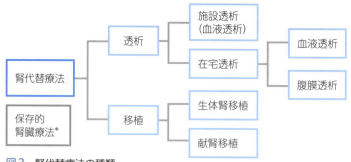

図3　腎代替療法の種類
＊CKM：conservative kidney management

- 各療法のメリット・デメリット
- 各療法による生活の変化や通院回数

④ **腎代替療法を受けたときの生活を共にイメージ**
- どの療法が合っているか，一緒に考えたい意向を伝えます。
- 価値観や生活目標，嗜好を引き出します（大切にしたいこと，趣味や生活習慣，やりたいこと）。
- 生活の中でしなければならないことや役割を把握します。
- 生活スタイルに照らし合わせ，共に考えます。

⑤ **療法決定の支援**
- 生活イメージが持てた療法について，さらに深く情報提供をします。
- 血液透析療法の見学（図4）や，腹膜透析模擬用品（図5）による療法を体験してもらいます。

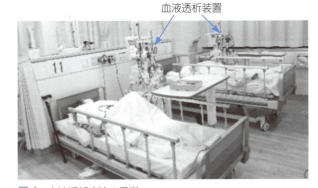

図4 血液透析療法の見学

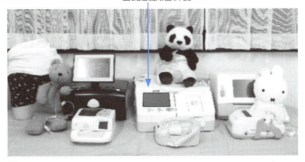

図5 腹膜透析模擬用品

- 生活目標を達成できる療法を共に考えます。
- 腎代替療法を選択しない場合には，どのような経過をたどるか，利益と不利益について説明し，必要な時は保存的腎臓療法（CKM）についての情報提供を検討します。

◎

1回の腎不全療法選択外来受診だけでは，なかなか意思決定に至ることは難しいものです。納得した選択ができるように，必要時や希望時には複数回の受診が可能です。

腎代替療法指導管理料に関するポイント[4]

▶ じんぞう病教室とは別に，適切な時期に「血液透析」「腹膜透析」「腎移植」などのいずれについても情報提供を行う必要があります。

▶ 1回の指導時間は30分以上とされ，1患者2回まで算定できます。

▶ 指導内容の要点や説明時間（開始時間および終了時間）を記録する必要があります。

4-5 医療チーム間の情報共有

　当院では，腎不全療法選択外来の記録は，セット化したフォーマットに記載しています（図6）。これは，担当するスタッフが，最良な療法を共に考える上で必要な情報や，説明した内容，使用した教材，患者や家族の反応や，現時点で適していると共に考えた希望する療法を記載するようになっています。

　共通したフォーマットの使用は，どこに何が記載されているかを把握しやすく，必要な情報や支援内容をもれなく記録することが可能となります。それにより，多職種間での情報共有に役立っています。

記録	腎不全療法選択外来　1回目

【医師からの依頼内容】

- 依頼医師名：
- 指導時間：(30分以上の説明)
- 同席者：

【既往と経過】
- 原疾患：
- 既往歴：

【生活背景】
同居人（主介助者など）：
家族構成：
住居：
仕事：
飲酒・喫煙歴：
食事準備者：食事内容など（宅配の使用，
　制限食など）
1日の生活状況：
生活習慣：
趣味：

【確認内容】
- 栄養指導の有無：
- 理解力：
- ADL：
- 支援者：
- 介護保険・身体障害者等級取得状況：

【説明内容】患者の言動・反応など
- 「腎不全とその治療法」リーフレット渡し：済み／未
- 他に説明した教材：
- 説明内容：

S:「　　　　　　　　　　　　　」
患者と家族の反応，受け止め方

【患者希望・腎代替療法】
- 血液透析 or 腹膜透析
- 移植希望：有／無
療法の選択理由：
生活目標：
- 身体障害者手帳交付，特定療養疾病の説明：
- じんぞう病教室　紹介：

図6　腎不全療法選択外来の記録

5 患者が選択し，実践している腎代替療法の変更

　選択した腎代替療法を開始したのちに，以下のような，入院中には気づけなかったことやライフスタイルの変化により，生活と療法の不一致が生じることもありえます。

- 生活での不都合
- 社会復帰の難しさ
- 治療継続の困難

　適応条件を満たしていれば，療法の変更は可能です。しかし，患者のQOLと医学的な視点での最良が必ずしも一致するとは限りません。そのような相談のときこそ，なおさらSDMのプロセスで協議を重ねる必要があるのではないのでしょうか。

　また，透析療法を受ける中で，透析導入当初は考えられなかった移植に関して検討される方もいるかと思います。維持透析施設での適切な支援と，移植施設への紹介が行える体制の整備のためには，導入期加算3の算定施設と連携施設間の情報共有が必要であると考えます。

6 まとめ

　腎代替療法選択支援では，「腎移植」「腹膜透析」「血液透析」に関する情報を提供するのが原則です。これから腎代替療法を受けながら日常生活を営む方を支え，SDMアプローチを多職種が連携して推進することが必要です。そのためには，価値観や意向が療法決定において重要であり，医療チームと患者が共に最良の治療を考えて，実施する療法についての合意に至ることを，患者や家族に伝えて下さい。

　今後さらに健康に関する価値観や医療に対するニーズの変化や多様化が推測される中，腎不全療法選択外来などの多職種で支援する取り組みを行う施設が増えることが期待されています。

文献

1) 透析の開始と継続に関する意思決定プロセスについての提言作成委員会：透析の開始と継続に関する意思決定プロセスについての提言．日透析医学会誌．2020；53(4)：173-217．
2) 日本腎不全看護学会：腎代替療法に関する意思決定支援における日本腎不全看護学会のステートメント．2021年2月20日更新．
[ja-nn.jp/uploads/files/statement20210220.pdf]
3) 厚生労働省：特掲診療料の施設基準に係る届出に関する手続きの取扱いについて．第4の10 腎代替療法指導管理料．保医発0305第6号令和6年3月5日．p53-4．
[https://www.mhlw.go.jp/content/12404000/001293315.pdf]
4) 今日の臨床サポート®：B001 31腎代替療法指導管理料．
[https://clinicalsup.jp/jpoc/shinryou.aspx?file=ika_2_1_1/b001_31.html]

2章

腎臓専門医外来から
療法選択支援外来へつなぐ

2章 腎臓専門医外来から療法選択支援外来へつなぐ

1

どういう紹介が多いか?
基幹病院での対応は?

山本　亮, 清水泰輔

Key word Cr, CKD, eGFR, WRF

Key note
▶現在でも, 血清クレアチニン (Cr) 値に基づいて腎機能障害患者が多く報告されます。

▶腎臓専門医は, 増悪因子への対処とともに, 多職種と連携し, 療法選択支援外来を通じて腎代替療法を計画的に導入していきます。

1 はじめに

　わが国の透析患者数は, 鈍化しているものの年々増加しています[1]。日本透析医学会統計調査委員会によると, 2021年末の全透析患者数は349,700人であり, うち腹膜透析 (peritoneal dialysis；PD) 患者数は10,183人 (2.8%) と少ないです。また, 2017～2021年にかけての平均新規導入患者において, 血液透析 (hemodialysis；HD) は約38,000人 (94%), PDは約2,300人 (6%) です。一方で, 当施設の2017～2021年の平均ではHDが111人 (88%), PDが15人 (12%) でした。

　当施設では新規導入患者の大多数が療法選択支援外来を受診し (図1), 計画的な導入が行われています。また残 (存) 腎機能とそれによる生命予後, ライフスタイルに配慮したPDファーストの方針を採用しています。言い換えれば, 療法選択支援外来を受診しなければ, PDの存在を認識し, 選択することは難しいと言えます。導入時からHDとの併用療法も検討される一方で, 全国平均と比較して当施設の高いPD選択率は, 療法選択支援外来がその一因である可能性があります。

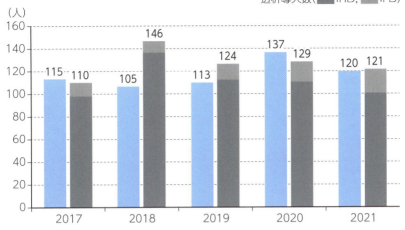

図1 2017〜2021年にかけての当施設における療法選択支援外来受診者数と新規透析導入患者数
2017〜2021年の平均PD選択率：11.9%

2 どういう紹介が多いか

『エビデンスに基づくCKD診療ガイドライン2023』[2]では，標準化推算糸球体濾過量（estimated glomerular filtration rate；eGFR）（mL/min/1.73m^2）と蛋白尿が透析リスクの分類の指標として用いられ，かかりつけ医から腎臓専門医・専門医療機関への紹介基準がより明確に示されています（図2）[2,3]。少なくともeGFR＜45mL/min/1.73m^2（CKD G3b）の場合，紹介が推奨されています。腎機能障害の早期診断・紹介に適した指標は，年齢や性別，人種などの要因に左右されないeGFRです。しかし，実際には血清Cr値を基準にしており，高度な腎機能障害まで進行しているケースも少なくありません。

当施設の2022年の療法選択支援外来を受診した100人の患者に関して，紹介時の診療情報提供書や施設内他科依頼書類に記載された紹介理由（複数可）を分析しました（図3）。多くのケースで，血清Cr値が基準とされており，慢性腎機能障害やその悪化，CKD G3b〜5まで進行しているケースが含まれていました。特に進行性腎機能障害の場合，糸球体腎炎や尿細管間質性腎炎などの鑑別疾患を考慮しながら，後述する増悪因子を検討していく必要があります。また，腎機能障害の場合，保存期腎不全の管

原疾患	蛋白尿区分		A1	A2	A3
糖尿病関連腎臓病	尿アルブミン定量 (mg／日) 尿アルブミン／Cr比 (mg/gCr)		正常	微量アルブミン尿	顕性アルブミン尿
			30未満	30〜299	300以上
高血圧性腎硬化症 腎炎 多発性嚢胞腎 その他	尿蛋白定量 (g／日) 尿蛋白／Cr比 (g/gCr)		正常 (−)	軽度蛋白尿 (±)	高度蛋白尿 (＋〜)
			0.15未満	0.15〜0.49	0.50以上
GFR区分 (mL/分/ 1.73m²)	G1	正常または高値	≧90		血尿+なら紹介, 蛋白尿のみならば 生活指導・診療継続	紹介
	G2	正常または軽度低下	60〜89		血尿+なら紹介, 蛋白尿のみならば 生活指導・診療継続	紹介
	G3a	軽度〜中等度低下	45〜59	40歳未満は紹介, 40歳以上は生活 指導・診療継続	紹介	紹介
	G3b	中等度〜高度低下	30〜44	紹介	紹介	紹介
	G4	高度低下	15〜29	紹介	紹介	紹介
	G5	高度低下〜末期腎不全	<15	紹介	紹介	紹介

上記以外に，3カ月以内に30%以上の腎機能の悪化を認める場合は速やかに紹介。
上記基準ならびに地域の状況等を考慮し，かかりつけ医が紹介を判断し，かかりつけ医と腎臓専門医・専門医療機関で逆紹介や併診等の受診形態を検討する。

腎臓専門医・専門医療機関への紹介目的 (原疾患を問わない)
 1) 血尿，蛋白尿，腎機能低下の原因精査
 2) 進展抑制目的の治療強化 (治療抵抗性の蛋白尿 (顕性アルブミン尿)，腎機能低下，高血圧に対する治療の見直し，二次性高血圧の鑑別など)
 3) 保存期腎不全の管理，腎代替療法 (RRT) の導入

原疾患に糖尿病 (DM) がある場合
 1) 腎臓内科医・専門医療機関の紹介基準に当てはまる場合で，原疾患にDMがある場合にはさらに糖尿病専門医・専門医療機関への紹介を考慮する。
 2) それ以外でも以下の場合には糖尿病専門医・専門医療機関への紹介を考慮する。
　①DM治療方針の決定に専門的知識 (3カ月以上の治療でもHbA1cの目的値に達しない，薬剤選択，食事運動療法指導など) を要する場合
　②DM合併症 (網膜症，神経障害，冠動脈疾患，脳血管疾患，末梢動脈疾患など) 発症のハイリスク患者 (血糖・血圧・脂質・体重等の難治例) である場合
　③上記DM合併症を発症している場合

図 2-1　かかりつけ医から腎臓専門医・専門医療機関への紹介基準　　　（文献2より転載）

健診受診者→医療機関
 • 尿蛋白 (1+) 以上を医療機関への受診勧奨とする
 • 尿蛋白 (1+) が2年連続でみられた場合，医療機関への受診勧奨とする
 • eGFR<45mL/分/1.73m² (40歳未満ではeGFR<60mL/分/1.73m²) 未満を医療機関への受診勧奨とする

かかりつけ医→専門医
 • G1/2では血尿あり+A2/3，血尿なし+A3
 • G3aでは40歳以上ではA2/3，40歳未満では全例 (蛋白尿区分にかかわらず)
 • G3b〜G5では全例
 • 3カ月以内に30%以上の腎機能低下

図 2-2　かかりつけ医から腎臓専門医・専門医療機関への紹介基準　　　（文献3をもとに作成）

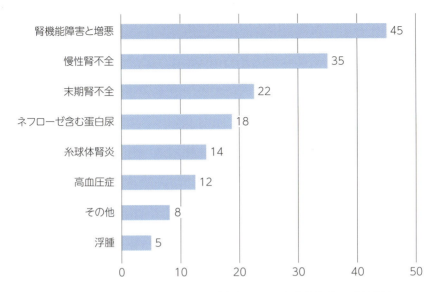

図3 2022年当施設の療法選択外来受診患者における腎臓専門医への紹介理由

理と並行して,療法選択支援外来を通じて計画的な腎代替療法の導入が検討されています。

上記の待機的な紹介・対応以外にも,緊急入院や治療抵抗性かつ進行性腎機能障害のための予期せぬ腎代替療法の適応が検討される場合もあります。これら計画的導入が難しいケースでは,本人の受容を含めて適切な対応が求められます。

3 基幹病院での対応

3-1 増悪因子に対応する

腎機能障害の進行において,体液過剰や高血圧,蛋白尿のコントロールは非常に重要です。特に急性心不全の状況では,利尿薬の使用は心うっ血の改善により心拍出量や腎血流量の増加,腎うっ血の改善など,腎機能障害の改善に寄与する要素となります。

ただし,これらの要因から回復した状態での利尿薬の使用は,Cr値の上昇を引き起こすことがあり,これを急性心不全の治療過程における腎機能の悪化(worsening renal function；WRF) と称します．利尿薬を過剰に投与すると，腎機能障害が進行するリスクが高まり，治療が難しくなり，早期の腎代替療法を必要とする場合があります．心疾患やネフローゼ症候群などの体液管理においては，治療の効果を随時評価し，過度な利尿薬の使用を避けるように調整することが重要です．

3-2 多職種連携や，知識の拡充の場を設ける

　腎臓専門医は，診療に加えて多職種との連携を先導・牽引し，日常生活の管理を強化していきます．管理栄養士の指導による，患者ごとに検討された減塩や蛋白制限食の管理を行ったり，かかりつけ医と診療情報を共有し，2人主治医として緻密なケアを提供したりします．さらに，当施設では腎臓専門医，看護師，薬剤師，管理栄養士らが協力し，全3回のじんぞう病教室を開催しています．これにより，腎不全管理に関する知識の拡充の場を提供しているのです．

　こうした取り組みに基づいて，PDファーストを検討する適切なタイミングで療法選択支援外来への紹介が行われます．透析療法を積極的に望む患者は少なく，逆に回避しようとする姿勢がみられます．しかし，必要なケースにおいては透析導入後の新たな目標を共に考えながら，療法選択支援外来につなげることが重要です．こうしたアプローチを通じて，患者の理解が深まる成果が得られるのです．また，当施設では療法選択支援外来に専門の臨床心理士が同席し，患者の心身をサポートしています（図4）．

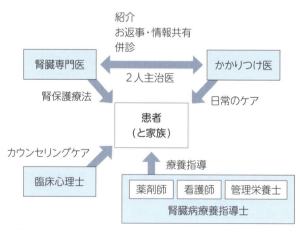

図4　腎臓専門医が多職種連携を先導

基幹病院におけるケアのポイント

▶腎臓専門医の中でも，栄養指導だけで完結してしまうケアが少なからず
みられますが，多職種によるケアが重要です。

文献

1) 花房規男，他：わが国の慢性透析療法の現況（2022年12月31日現在）．日透析医学会誌．2023；56(12)：473-636．

2) 日本腎臓学会，他：かかりつけ医から腎臓専門医・専門医療機関への紹介基準．2024年7月18日．[https://jsn.or.jp/medic/newstopics/formember/post-561.php]

3) 日本腎臓学会，編：エビデンスに基づくCKD診療ガイドライン2023．東京医学社，2023，p.xix-xx．

2章 腎臓専門医外来から療法選択支援外来へつなぐ

2 腎臓専門医から療法選択支援外来への流れ

山本 亮, 清水泰輔

Key word | RRT, PKT, 包括的腎代替療法

Key note
▶療法選択支援外来を受診することにより, 腹膜透析の選択および計画的な方針決定がされやすくなります。
▶そして, 腎不全合併症や緊急入院を回避し, 生命予後および神経学的な予後の悪化を防ぐのに貢献しえます。

1 eGFRに基づいた計画的なRRT導入を行うために紹介する

前項(☞ 2章1「どういう紹介が多いか? 基幹病院での対応は?」参照)で述べたように, 早期診断と治療のためには血清Cr値だけでなく, 腎臓専門医は標準化推算糸球体濾過量(eGFR)の推移も評価しています。各ガイドラインは, 腎代替療法(renal replacement therapy; RRT)の将来的な可能性を30mL/分/1.73m^{2}未満(CKD G4)で示し, 具体的な時期と方法を15mL/分/1.73m^{2}未満(CKD G5)で提案しています。

腹膜透析(PD)ファーストの方針を採用している当施設では, 残(存)腎機能保護の観点を含め, 通常はeGFRが15〜20mL/分/1.73m^{2}の範囲で具体的な提案を行い, 療法選択支援外来への紹介が行われることが多くあります[同等の状況にある若年者に対しては, 先行的腎移植(preemptive kidney transplantation; PKT)も検討される]。

また, 10〜15mL/分/1.73m^{2}のeGFRでは, PD導入の際に溶質・溶媒の除去が十分とならない可能性があり, PDと血液透析(HD)の併用療法を初期から検討するケースもあります。さらに, 診療ごとのeGFRの絶対値だけでなく, 低下速度から将来の腎機能の推移をある程度予測し, 患者に説明しています。eGFR値のグラフでの推移や, 散布図と近似線から, 15〜20mL/分/1.73m^{2}に到達する時期がある程度予想されます(図1)[1]。

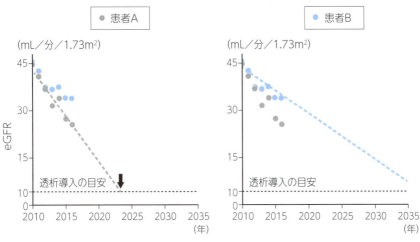

図1 eGFR低下速度による透析導入の目安 （文献1より改変引用）

患者のライフスタイルを考慮して，適切なタイミングでの療法選択の提案が検討されます[1]。

2 PDを中心とした包括的なRRTを意識して紹介する

PDを希望していても患者ごとに合併症のリスクが考慮され，たとえば残腎機能の低下や高度肥満，腹部手術歴などが挙げられます。ただし，それら合併症リスクだけを理由にしたRRT選択の制限は望ましくありません。人道的な観点から逸脱せず，本人と家族との話し合いの上，強く希望される場合にはその治療法を検討することが重要です。

また，2021年には慢性透析患者において，65歳以上の年齢層が233,305人（全透析患者の69.4%）を占め，さらに年々増加しています（図2）[2]。認知症（または年齢による認知機能低下），サルコペニア，フレイル，ロコモティブシンドロームなどの身体的課題や管理上の難しさが危惧されています。これらを理由に腎臓専門医はPDの適応を当初から除外せず，療法選択支援外来へ紹介し，改めて適応を検討します。透析量を多くは要しない高齢者は，透析の交換回数を1～2回に制限することで担うことができるPDラストが考慮されるほか，家族や訪問看護，遠隔医療などを活用したアシスト型PDも検討され，実際に行うことができる可能性があります。

そして，選択されたRRTは変更されず，永久的に固定されるものではないことに留意が必要です。各種のRRTの併用や，移行を含む包括的なRRTを検討することが重要です（図3）。たとえば，長期の旅行や自身の自由な時間を希望して，HDからPDへの移行（または併用療法）を希望することもあります。

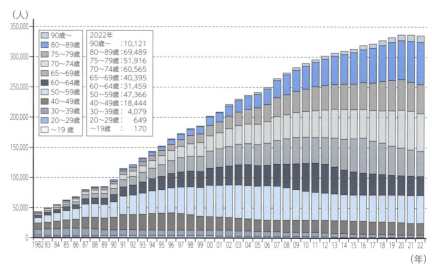

図2　慢性透析患者における年齢分布の推移

（文献2より引用）

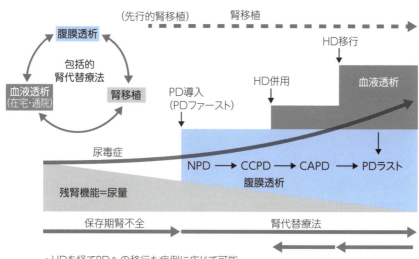

- HDを経てPDへの移行も症例に応じて可能
- 3つの治療を組み合わせてライフスタイルやQOLを維持

図3　腹膜透析を中心とした長期的イメージ

3 RRTへの理解や自身の人生計画を把握するために紹介する

　末期腎不全において，腎機能障害や致命的な転帰についてだけが説明され，恐怖だけが伝わっている場合があります。情報が少なく偏った方針の提示では，患者は混乱してしまうこともあるのです。さらに，「透析」という言葉だけで漠然とした恐怖と不安が広がり，その後の診療や説明に影響を及ぼすこともあります。RRTの「決定」だけでなく，まずはRRTについて具体的に「理解する」ことが，本人の恐怖や不安の要因を明確にし，軽減する一助となるでしょう。そして，本人やその家族のライフスタイルに合わせた治療を選択しやすくなります。仕事や趣味への影響，痛みの有無，社会の受け入れ，障害者としての取り扱いなど，療法選択支援外来を受診する前に，生活の背景や目標，不安などを事前に確認しておくことが望ましいのです。実際にHD患者とその介護者は，医療従事者と比較し，生活習慣に関連した転帰を優先したという報告もあります（図4）[3]。

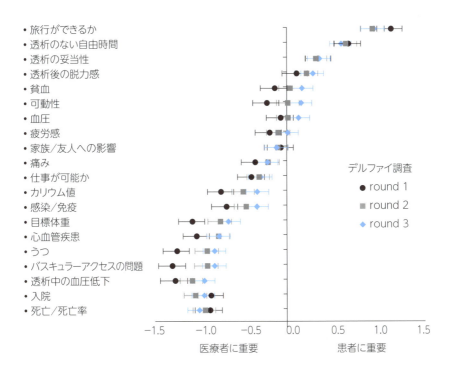

図4 HD患者と医療従事者が重要と考える項目の比較　　　　　（文献3より改変引用）

2 腎臓専門医から療法選択支援外来への流れ　**23**

しかし，外来診療内でこれらの要素を十分に把握することは難しいです。前章（☞1章，7頁，図2参照）で紹介した腎臓病SDM推進協会の「腎臓病　あなたに合った治療法を選ぶために」を活用して，事前に腎臓の状態や生活背景を把握した上で療法選択支援外来への紹介が行われ，PDの適応が判断されます。たとえば，入浴を楽しむ方なら，入浴への影響やそれに伴う合併症を考慮し，HDを選択する場合もあります。

4 予期せぬ緊急導入

　前述の通り，腎機能障害に関して紹介元の医療機関で説明があった場合，また保存期腎不全管理を含めて数カ月〜数年単位で関わることができていた場合は，腎予後やRRTについての認識や受容がされやすくなります。当施設では，多くの導入患者は療法選択支援外来を受診し，計画的な導入としています。

　一方で，以下のようなケースでの高度腎不全では，対応に苦慮することがあります。

- 健（検）診歴もなく，生来健康で無症状を理由に医療機関の受診歴がない場合
- 通院歴があるが，具体的な説明が長期間（でき）なかった場合
- 慢性腎不全の急性増悪や急性腎不全に至った場合

これらの経過があった場合，短期間での関わりと告知になり，患者本人が認識および受容をしにくいものとなることがあります。

　そのため，無症状（または症状の軽快）を理由に，危険を承知で入院拒否や自主退院をされてしまい，その後は全身状態が悪化し緊急入院が必要となり，結果的に受容せざるをえないこともあります。このような経過の場合，高カリウム血症による致死的不整脈や，うっ血性心不全による低酸素脳症など，生命および神経学的に不可逆的な予後をきたしうるのです。

　療法選択支援外来を通じた計画的な方針の決定は，腎不全合併症や緊急入院を避けるためだけでなく，これらの予後を回避することにも寄与する重要な要素です。

腎代替療法の選択におけるポイント

▶医師から療法選択支援外来へ合併症を含む臨床経過について報告する一方で，中立的なアプローチを提供するためにも，療法選択支援外来の受診を勧めることが腎代替療法の選択において重要です。

文献

1) 前嶋明人：レジデントのための腎臓教室．第2版．日本医事新報社，2023，p64.

2) 花房規男，他：わが国の慢性透析療法の現況（2022年12月31日現在）．日透析医学会誌．2023；56(12)：473-636.

3) Evangelidis N, et al：Developing a set of core outcomes for trials in hemodialysis: an international delphi survey. Am J Kidney Dis. 2017；70(4)：464-75.

3章

血液透析について伝えたいこと

3章 血液透析について伝えたいこと

1

血液透析——これだけは伝えたい

金山由紀，奥山正仁

Key word 血液透析，透析処方，サルコペニア・フレイル

Key note ▶血液透析は，1回4時間程度の治療（前後の準備や処置・通院等含めると，1回5〜6時間程度の拘束）のために週3回の通院が必要であり，医療者への依存度が高くなります。

▶頻回の通院により，医療者や他患者とのコミュニケーションの場が頻回にあります。

▶体重が増えるのは「食べている」が原因ではなく，塩分摂取量が多いからです。

▶栄養を摂って，運動をして筋肉量低下を予防しましょう！

1 はじめに

一口に血液透析といっても種類があります。血液透析（HD），血液透析濾過（hemodiafiltration；HDF），血液濾過（hemofiltration；HF），在宅血液透析（home hemo dialysis；HHD）などが挙げられます。実施されている治療形態の割合としては，HDは41.5%，HDFは55.1%，HFは0.1%，HHDは0.2%です[1]。また，HDFはさらにオンライン血液透析濾過（online hemodiafiltration；OHDF）や，間欠補充型血液透析濾過（intermittent infusion hemodiafiltration；I-HDF）など，様々な形態に富んだ治療法が確立しています。

2 透析療法は非生理的な治療法だからこそ？

腎臓であれば，1日24時間，絶え間なく働いて体内のバランスを維持してくれています。しかし，血液透析では週3回，1回4時間程度の短時間の治療で腎臓の代替をしますから，生理的ではないその変化を負担に感じるのは当然と言えるでしょう。と

はいえ，複数回行っていく中で自然と慣れていく方もいれば，そうでない方もいます。少しの体調変化で身体が透析を受け入れたり，拒絶したり……。非生理的な治療に身体や精神がうまく付き合えず，どうしたらよいのかわからなくて，イライラして暴言を吐いたり，うつになったりする方もいるのです。我々医療者は，その言動をよく観察し，話を聞き，様々な観点から分析・解析をし，原因を見つけて下さい。

3 サルコペニア・フレイルを予防するために!!

3-1 サルコペニア・フレイルとは

　サルコペニアとは（高齢化に伴い）筋肉量が減少していく現象であり，フレイルとは，加齢とともに心身の活力が低下し，要介護状態になる危険性が高くなった状態をさします。

　一般高齢者のサルコペニア有病率は6〜12%であるのに対し，慢性腎臓病（CKD）保存期（G3〜G5）患者では5.9〜14%，透析患者では12.7〜33.7%に合併しているとされています[2]。また，透析患者におけるフレイルの頻度は13.8〜67.7%と一般集団や保存期よりも高率であり，フレイルは透析患者の予後悪化に関連するとされています。

　2章-2，図2（☞22頁）からもわかるように透析患者の約65%が65歳以上であり，高齢化が進んでいることから，筋肉量を増量または維持しにくい透析患者には重要課題であることは容易に想像できるでしょう。

3-2 サルコペニア・フレイルの要因

　透析患者では，尿毒症による筋萎縮や活動性の低下，栄養障害が挙げられます。また透析中の動きの制限および安静の強制，また，透析後の疲労のために動けない・食べられないなどが大きく影響します。

3-3 サルコペニア・フレイル予防への試み

食事量の確保の推奨

　一番大きな問題は食事摂取の不足です。従来，透析療法では「食べすぎ」を戒める方向で患者指導を行ってきました。昔の透析は効率が低く，また若い患者が多く，食べすぎが原因で亡くなる方もいたのですが，現在では透析効率が断然よくなり，それぞ

1　血液透析──これだけは伝えたい　**29**

れの患者に合った透析処方で治療を施すことができるようになりました。現在，透析患者は高齢者が中心となっています（☞2章-2，22頁，図2参照）。同じ考え方で「食べすぎない」という指導をすると，患者や家族が食べることに罪悪感をもつようになります。

　毎回の体重の増加が少ないほど透析療法が楽になることを，患者は自身の経験や患者コミュニティで知っています。それもあって「食べないほうがよい」という考え方が，医療者にも患者にも定着しやすくなっているのではないでしょうか[3]。ここで，勘違いをしないでしっかりと理解しなければならないこととは，体重が増えるのは水分を溜めこんでいるからということです。水分を溜めこむのは塩分です。無尿の患者で考えるとすれば，塩1gで110gの水が溜まるため，その分，体重が増えます。塩10gで1.1kgです。水分は塩分摂取量と比例して増えます。したがって，塩分を控えた食事ならば過剰な体重増加にはなりません。

透析量とのバランス

　食事摂取量と透析量とのバランスは，とても重要です。たくさん食べてきたら，透析効率のよい治療をしましょう。膜や血流量などの諸条件を変更するのもいいですが，治療法そのものを長時間透析，多種多様なHDFなど種々を試みるなど，そのときどきの患者の体調や食事の摂取状況，活動状況，また臨床所見や検査結果を定期的に評価し，各職種が協力して個々の患者の体調や生活に合わせて透析処方の検討をする必要があります。

その他

　運動療法や“笑いヨガ”などを取り入れるのもよいと思います。各施設で何ができるかをよく考え，実践して頂けたらよいでしょう。

透析処方のポイント

▶塩分制限と栄養のある食事を摂ってもらうようにします。

▶筋肉量の保持が大事です。

▶患者の状況に合わせた処方を検討します。

4 最後に

透析患者にとって，栄養不足による様々な影響が多方面に出ないように，栄養豊富な食事を摂ってもらい，我々医療者がそれに応えられる透析を提供していきましょう。

文献

1) 花房規男，他：わが国の慢性透析療法の現況（2022年12月31日現在）．日透析医学会誌．2023；56(12)：473-536．

2) サルコペニア診療ガイドライン作成委員会，編：サルコペニア診療ガイドライン2017版．一部改訂．ライフサイエンス出版，2020．

3) 菅野義彦：なぜ透析患者は低栄養になりやすいのか．透析ケア．2023；29(10)：12-4．

3章 血液透析について伝えたいこと

2

血液透析生活で生じる問題点と注意点

佐々木裕介，奥山正仁

Key word | AVF，日常管理，合併症

Key note
▶バスキュラーアクセス（VA）は，透析患者にはなくてはならないものであり，VA不全に陥ると直ちに透析に影響するため，文字通り命綱と言えます。
▶VAトラブルを回避するためには，シャント肢の酷使や急激な血圧変動，感染など日常生活における管理も重要です。

1 はじめに

　血液透析は，体から1分間に150mL以上の血液を抜き出し，体に溜まった水分や老廃物を除去し，体に戻す治療です。そのため血液を抜き出し，戻す出入り口が必要になります。その出入り口のことを，バスキュラーアクセス（vascular access；VA）と言います。日本透析医学会統計調査のデータ[1]によると，日本における慢性維持透析患者は約347,000人おり，そのうち約33万人が血液透析を行っており，その患者全員がVAをもっています。VAは透析患者にはなくてはならないものであり，VA不全に陥ると直ちに透析に影響するため，文字通り命綱と言えます。VAの種類としては，自己血管使用皮下動静脈瘻（arteriovenous fistula；AVF）や人工血管（arteriovenous graft；AVG），動脈表在化など透析を施行するために穿刺が必要なVAと，カテーテルに分類されます。どのVAを透析に使用するかは，患者の状態によって変わってきます[1, 2]。

　本項では，血液透析生活で生じるVAに関する問題点や工夫として，各VAの種類と特徴，また日本におけるVAとして約90％以上の患者が使用しているAVFにおける管理方法などを説明していきたいと思います。

2 VAの種類

2-1 AVF

　動脈と静脈を吻合し，動脈血を静脈へ流入させることで静脈を怒張させ，怒張した静脈を穿刺して血流を確保するVAです。AVFは約90％以上の透析患者がVAとして使用しています。

2-2 AVG

　糖尿病患者の増加や透析患者の高齢化により，血管が荒廃し，AVFの作製が困難な場合に用いられるVAであり，日本では約8.5％の透析患者が使用しています。現在，主に使用されているAVGの素材として，ePTFE，ポリウレタン，PEPの3種類があり，それぞれ折れ曲がりやすさ，作製直後から穿刺が可能となるまでの期間，手術後の腫れやすさといった点で違いがあります。

2-3 動脈表在化

　AVFやAVG作製困難症例や心機能低下症例に使用され，約3％の透析患者が使用しています。動脈表在化の注意点として，穿刺における同一部位の反復穿刺は，瘤化や血栓形成による動脈閉塞のリスクを高める可能性があり，また出血や閉塞，感染を合併した際は患者の生命にかかわるということを十分認識する必要があります。また，動脈表在化の返血路は非動脈化静脈を使用するため，透析用の太い穿刺針に耐えうる静脈の確認，観察が必要となります。

2-4 カテーテル

　カテーテルは非カフ型とカフ型の2種に分類され，非カフ型カテーテルは，主に緊急で透析が必要な場合に一時的に留置して透析を行うものであり，原則入院が必要となります。カフ型カテーテルは，カテーテルが皮下で移動しないようにカフと呼ばれる繊維が縫い付けてあり，感染や自己抜去などの予防がなされ，比較的長期の留置を可能にしており，自宅管理が可能となります。AVFやAVGの造設不能例や，高度の心不全症例などで選択されます。

　留置部位は右内頸静脈が多いですが，必要に応じ左頸部や大腿部の血管から留置する場合もあります。

3 患者自身によるVAの日常管理（AVFを中心に）

3-1 AVFの観察

AVF観察の基本は視診・聴診・触診とあるように，シャント肢を見て・聞いて・触って評価をすることが重要です。

視診

シャント肢全体を目で見て観察し，異常の有無を確認する方法です。特に血管の走行や皮膚の状態，穿刺部位に注意して観察を行いますが，大切なことは，視診は一期一会で見るのではなく，以前と比べてどうだったかなど，日々の観察の積み重ねで異常を発見する必要があります。

聴診

聴診器を使いシャントの音を観察し，異常の有無を発見する方法です。聴診は正常音と異常音の聞きわけを行うことが重要であり，異常音だけでなく，正常音がどうなっているかを知る必要があります。透析前後や就寝前後など，VAトラブルが起こりやすいタイミングで通常時との違いを比較し，聞きわけることで，異常の早期発見が可能となります[3]。

触診

指で触れて異常の有無を確認する方法です。吻合部から指1本で触診し，狭窄部よりも上流部での血管の硬さ，拍動，狭窄部直上でのスリル変化，スリルの減弱を確認し，血管の走行，狭窄部の位置を確認します。

このように日常的に観察し，いつもと違う，また異常が感じられた場合は，すぐに医療者へ報告することで，VAトラブルの早期発見につながります。

3-2 日常管理

日常生活における注意点として，VA（AVF）にとって行ってはならないことを知ることが重要です。たとえばシャント肢側で，腕時計をする，腕枕をする，荷物をかけるなどの動作を行う，血圧測定をするなどは，シャント肢の圧迫や酷使につながるため注意が必要です。VAトラブルが起こる原因として，シャント肢の圧迫や脱水による狭窄や閉塞，シャント感染などがあります。VAトラブルに関しては後述「4 AVFのトラブル」で詳しく説明しますが，日常生活や仕事におけるシャント肢の使用方法や，細かく言うと睡眠時間や排便習慣なども患者自身で把握し，少しでも異常があれば医

療者に相談することが重要です。

またAVFの日常管理として，シャントの把握運動や全身運動があります。把握運動はシャント側の手を把握（握ったり・開いたり）する運動をして，血管の発達を促します。運動で筋肉を使用するためには，多くの酸素を必要とします。よって，全身運動のメリットとしては，血液に乗って酸素を多く運搬するために血管が太くなります。1つ注意しなければならないことは，過度の運動は逆に脱水やシャント肢を傷つけてしまう原因にもなることです。安全性に配慮した適度な運動は，身体機能だけでなく透析効率にも良い影響を及ぼすと言われていますので，自分に合った運動を継続できるように心がけることが重要です[4]。

VAの日常管理のポイント

▶患者自身で視診・聴診・触診を行い評価することが重要です。

▶シャント肢に少しでも異常がみられたら，なるべく早めに医療者に相談するよう伝えます。

▶シャント肢の過度な使用は避けつつも，適度な運動を継続することが大切です。

---

4 AVFのトラブル

AVFのトラブルとして，合併症や感染，狭窄・閉塞があります。狭窄や閉塞などのトラブルは，透析治療における穿刺ミスや止血不足などが原因で引き起こされることはよく知られています。しかし，日常生活におけるシャント肢の酷使や急激な血圧変動，患者自身が聴診などの観察を怠り，発見が遅れて治療介入が遅くなった事例もあります[5, 6]。そのため，前述したような日常生活における継続した観察を行うことが，AVFを維持する上で重要だと考えます。

4-1 合併症

AVFの合併症として代表的なものには，シャント瘤，スチール症候群などがあります。

シャント瘤

同一部位への反復穿刺によるもののほかに，AVF作製時の過度な血管剥離に伴う

---

2 血液透析生活で生じる問題点と注意点　**35**

脆弱化に起因するもの，AVF本管の狭窄に伴いその上流側が拡張するものがあります。自覚症状が顕著でない場合は経過観察を行いますが，急速に大きくなった場合や変色・感染を起こした際は，神経の圧迫や破裂の危険性があるため，外科的な切除が必要となります。

スチール症候群

糖尿病や動脈硬化の強い場合に，末梢の動脈圧が高く，シャント静脈へ流入する血流により末梢循環が低下して，虚血症状を呈している病態をさします。特に人工血管では血流量が多いため，スチール症候群を呈することが多く，その割合は前腕のAVFでは1.8%であるのに対し，人工血管は4.3%になるという報告もあります。著明な冷感やしびれが出現し，症状が進行する場合には，緊急治療の適応となり，シャントの閉鎖やバンディング手術，薬物療法で経過をみることも可能となります。

これらの合併症は，患者自身が理解し，日々の観察や視診・触診などを行うことで早期発見につながり，重症化する前に対処を行うことができます。

4-2 感染

透析患者は，透析時に毎回太い針を2箇所穿刺しなければならないため，基本的に易感染状態です。そのため，AVFにおける清潔意識の向上が必要になります。AVFの感染の徴候としては，皮膚の発赤，痛み，腫れ，熱感，膿などがあり，感染症の治療としては抗菌薬を投与します。しかし発見が遅れ，細菌が血管を通じて全身に回ると，敗血症を引き起こし，命にかかわります。よって患者自身が日常管理や感染対策を行い，なるべく感染を引き起こさないことが重要です。

ある施設では透析室に入室前に，皮膚の有機物除去と微生物の低減化を図るために，必ず石けんと流水，もしくはアルコールにて患者自身が消毒を行っています[7]。

4-3 狭窄・閉塞

AVFは，静脈血管に勢いよく血液が流れます。動脈に比べて静脈は薄く血管の太さが変わりやすいので，勢いよく多量の血液が流れると血管が伸びて蛇行したり，血管の内壁にストレスがかかって一部が厚くなったりします。その蛇行した部分や血管の内壁が厚くなった部分で，狭窄や閉塞が起こります。また，針を刺すときの傷痕部分が修復時に厚くなり，何度も同じ場所に針を刺しているとだんだんと血管の壁が厚くなり，血管が狭くなることもあります。特に日常生活において，シャント肢で鞄など

重いものをぶら下げたり，腕枕などでシャント肢が圧迫されたりすると，シャントが塞がってしまう原因になります。また，過剰な除水での血圧低下や下痢，過度の水分不足などで脱水になると，血流が悪くなってシャントが塞がることもあります。

このように，狭窄や閉塞はAVFの仕組みや透析治療によってしかたなく引き起こされるだけではなく，日常生活における体重管理や行動が原因で引き起こされることがあります。

4-4 VAIVT

AVFの狭窄や閉塞を起こした場合には，バスキュラーアクセスインターベンション治療（vascular access intervention therapy；VAIVT）による修復を行います。VAIVTは，血管内の狭窄・閉塞した部分に，バルーンカテーテルを入れて膨らませ，狭窄・閉塞を取り除く治療です。局所麻酔で行うことができ，30分程度で終了する日帰り手術となり，皮膚切開はせずにカテーテルの針を刺すだけで行えます。

5 まとめ

VAは透析患者にとって命綱とも言えます。医療者のみならず患者自身もVAを正しく理解し，情報共有を行いながら継続した観察を行っていくことが大切となります。またVAトラブルを回避するためには，シャント肢の酷使や急激な血圧変動，感染など日常生活における管理も重要であると考え，医学的な知識や管理方法だけではなく，日常生活における工夫や問題点を熟知してもらうことが重要だと考えます。

文献

1) 花房規男，他：わが国の慢性透析療法の現況（2022年12月31日現在）．日透析医学会誌．2023；56(12)：473-536．

2) 松田兼一：慢性透析療法における日本と諸外国の治療成績の違い—日本の慢性維持透析患者の治療成績が世界で最も良い理由を考察する．人工臓器．2017；46(1)：71-4．

3) 天雲登美子：保存期慢性腎不全のケア．透析ケア．1999；5(10)：990-5．

4) Shintani K：Support methods for internal shunt in patients with kidney dysfunction. Niigata J Health & Welfare．2088；8(1)：71-5．

5) 武本佳昭：穿刺法の実際．臨透析．2014；30(2)：227-34．

6) 日本透析医学会：2011年版 慢性血液透析用バスキュラーアクセスの作製および修復に関するガイドライン．日透析医学会誌．2011；44(9)：855-937．

7) 富山広子：透析室の感染対策．透析ケア．2004；10(6)：590-4．

2 血液透析生活で生じる問題点と注意点 37

3章 血液透析について伝えたいこと

在宅血液透析

佐々木裕介，奥山正仁

Key word　自己穿刺，導入教育，緊急時対応

Key note
▶在宅血液透析（HHD）は，自分の生活スタイルに合わせて自分の好きな時間帯に，自宅において透析を実施することができるという利点があります。
▶HHDの教育や導入後の管理は，患者自身や家族が主体的に取り組む必要があります。

1 はじめに

　在宅血液透析（HHD）とは，通院を含む透析治療における時間的拘束を大きく緩和することができるだけではなく，生命予後が良いとされる頻回および長時間透析を，自分の生活スタイルに合わせて自分の好きな時間帯に，自宅において実施することができるという利点があり，患者自身の生活の質（QOL）の向上や社会復帰が期待できます[1]。そのため，HHDを行っている患者の調査では，HHDを続ける理由として，QOLの向上が最も大きい要因として挙げられています。またHHDを導入する決断も，本人の強い意向によって決定されているケースが多く，HHDに関する情報も自ら積極的に集めたという回答が最も多くありました[2]。このようにHHD導入を希望する患者は，強い意欲をもった方が多く，患者自身の積極的な努力が行われています。

　HHDはメリットの多い治療ながら，慢性維持透析全体の0.2％前後という状況であり，全国的な普及が進んでいるとは言えません[3]。その背景として，HHDを導入するためには介助者が必要であり，電気や下水など治療環境の確保を行わなければなりません。また自己穿刺や機械操作，緊急時の対応など，医療施設において十分な教育訓練を受ける必要もあります。しかし，何より，HHDを知らないことが普及を妨げる大きな要因とされています[4, 5]。

　本項では，少しでもHHDという治療法を知って頂くために，埼玉医科大学総合医

療センターにおけるHHDを導入するまでの流れから，導入後の日常管理について紹介します。療法選択支援の一助になればと思います。

2 HHD導入前準備

2-1 導入希望面談

HHD導入を希望する場合，当施設のようなHHD導入施設に来院または連絡をし，初めにHHDの適応があるかを判断するために面談を行います。その際，まずHHDについての説明を行い，患者本人の希望があるかを前提とし，介助者が同意しているか，HHDを施行できる環境が確保されているかなどの問診をして，総合的に検討し，最終的には主治医の責任で判断します。

2-2 導入前環境調査・下見訪問

HHDを施行できる治療環境が確保されているかどうかの確認を行うため，患者宅の環境調査に当施設スタッフが訪問します。HHDを実施するためには，住居内に透析を実施する部屋，資材の保管場所，電源，給水および排水設備などの整備が必要となります。特に排水設備については，自宅における家庭排水の排出場所が公共下水道か浄化槽かで大きく違います。家庭排水が公共下水道であれば大きな問題はないのですが，浄化槽であった場合，HHDで使用する洗浄液などの酸・アルカリ性の排水が，浄化槽内のバクテリアに影響を与えます。そのため，透析用水処理のための新たな排水処理槽が必要となりますが，この排水処理槽の工事は150万円程度と高額です。

このように，家庭環境次第で費用や時間が変わってしまうため，環境調査を行い，結果を患者によく説明し，同意が得られれば次の段階に進みます。

2-3 承諾・同意

環境調査の結果を説明し，同意が得られれば，同意書・契約書を取り交わします。この際の同意書は，『在宅血液透析管理マニュアル（改訂版）』[6]に見本があります。大切なことは，主治医が提示・処方した操作手順・透析条件に従って治療を実施する点，問題発生時には取り決めに従い管理施設へ連絡し指示を受ける点，中止基準に同意する点を理解して頂くことです。

3 在宅血液透析　**39**

> ### HHD導入前準備のポイント
>
> ▶ 患者本人にHHD導入の希望があることを前提として、さらに介助者の理解・同意が必要です。
>
> ▶ 患者自宅における電気や給排水設備の確保が前提となります。患者自宅の環境を、導入前に確認します。
>
> ▶ 実施にあたっては同意書・誓約書が必要です。

3 導入教育からHHD導入まで

3-1 導入教育

　表1にHHD導入に向けての教育スケジュールの一例を示します。HHD教育において、自己穿刺の習得やバスキュラーアクセス（VA）におけるトラブル対応などには、とても時間がかかります。そのため2日目と早い段階で穿刺教育を行い、HHD導入教育の終盤まで穿刺指導は続いていきます。また当施設では最終確認として、指導者以外のスタッフが確認を行うことで、指導における見落としを補完します。

表1　教育スケジュールの一例

1日目	オリエンテーション 物品名称・使用方法指導 シャントの機能・形態評価 穿刺位置確認	8日目	介助者指導開始 開始〜回収操作まで通しで実践
2日目	自己穿刺指導開始（2回目〜習得まで） シャントに関する指導	9日目	介助業務指導
3日目	プライミング指導 透析開始操作説明	10日目	介助者を交えたトラブル対応 （血栓除去・透析液交換）
4日目	透析中の管理方法 透析中の記録方法	11日目	スタッフによる確認テスト 環境調査最終確認
5日目	アラーム対応 トラブル対応（模擬）	12日目	停電や災害時など緊急時対応指導
6日目	回収操作説明 抜針・止血時の注意点	13日目	HHDにおけるシステム説明 （物品配送・緊急連絡）
7日目	透析装置の洗浄工程指導	14日目	自己穿刺確認テスト
		15日目	指導者以外のスタッフによる最終確認
		16日目	総括・透析指示書配布

40　3章 血液透析について伝えたいこと

導入教育は患者本人だけでなく，介助者にも行います。介助者の主な教育内容としては，自己穿刺補助，透析開始補助などがあります。それだけでなく，透析中は患者本人が片手しか使えない状況になるため，透析液の交換や透析中の血栓除去，停電時の対応など，介助者の作業も多岐にわたります。当施設ではHHDでの介助者の重要性を常に考えており，なるべく一緒にトレーニングに参加してもらい，介助者と協力して技術習得を行っています。たとえば，穿刺困難な患者の自己穿刺においては，血管が動かないようにして穿刺を行ったほうがより自己穿刺しやすくなるため，穿刺補助として，動く血管を押さえる，皮膚を伸展させるなどを行い，自己穿刺の成功率を上げることに成功した事例もあります。トレーニングが終了したら，主治医が透析処方を文書によって提示し，基本的に指示書に沿った内容でHHDを施行します。

3-2 装置搬入前環境調査

　トレーニングと並行して，患者宅の環境も整えなければなりません。図1のように3Pコンセントの増設やコンソールとRO装置用にブレーカーの増設，透析廃棄物や透析資材の保管場所の確保，給排水設備の工事などをHHD導入前までに完了してもらいます。かつ，スタッフやメーカーが事前に環境確認を行い，問題なければ後日，装置搬入になります。

3Pコンセント　2口

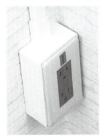

透析廃棄物保管場所

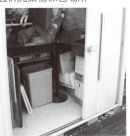

給排水設備

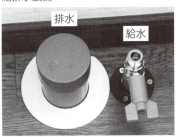

ブレーカー単相20A増設

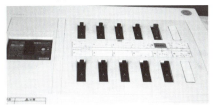

物品収納場所

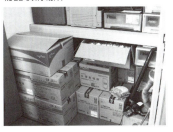

図1　装置搬入前環境調査

3-3 装置搬入〜1回目HHD

実際の装置搬入ですが，事前に整備してもらった給排水設備にコンソールやRO装置を設置してもらいます。1回目のHHDは，スタッフ立ち会いのもとで問題ないかを確認し，HHD導入となります（図2）。

給排水管・3Pコンセント

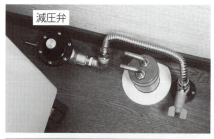

装置搬入・機器設置

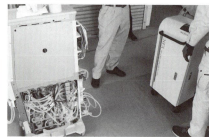

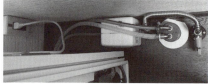

HHD施行

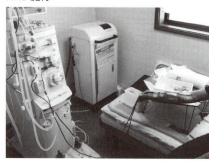

図2 装置搬入と1回目のHHD

導入教育からHHD導入までのポイント
▶導入教育は介助者と協力して技術習得を行います。
▶環境設備の準備はHHD導入前に行います。

4 HHD導入後の管理

4-1 記録表の作成

HHDを行うたびに透析記録表をパソコンもしくは手書きで作成し，そのデータをメールまたはFAXで病院に送ります。医療者はその記録表を毎日確認し，指示書に従った内容であるか確認し，また問題があればメールや電話でその都度指摘します。

4-2 定期外来・手技確認

日々の透析記録表や採血結果を参考に，月に1回，HHDの状況を外来で診察します。この定期外来の目的は，生活状況や介助者の精神的負担などを問診し，シャントの状態を確認することです。また採血結果や記録表から適宜透析条件の見直しを行い，指示が変わるたびに，再度指示書を更新して提示します。実際に，受診時の問診により，穿刺位置の狭窄や石灰化を発見でき，トラブルが起こる前に察知できた事例もあります。

また半年に1回，外来などで診察する際に，手技確認や透析効率評価のため，当施設で透析を行ってもらいます。その際に手技の確認を行い，問題があれば再指導を行います。手技確認は，再指導を行うことで，手技の慣れからくる自己流化を防ぐとともに，トラブルを未然に防ぐことができます。

4-3 訪問メンテナンス

半年に1回，コンソールやRO装置のメンテナンス，HHD環境の確認のため，患者宅に訪問を行います。その際にアラーム履歴や透析記録，透析液清浄化を機器メーカーとともに確認し，装置トラブルを未然に防いでいきます。

HHD導入後の管理のポイント

- ▶透析記録表はHHDを行うたびに患者自身が作成します。
- ▶手技が自己流になっていないか，装置に異常がないかは，導入後も半年に1回確認します。

---

3 在宅血液透析　**43**

5 緊急時の対応

HHD導入後に患者が一番不安を覚えることは，万一のときの対応です。そのため当施設では，異常があれば透析を回収・離脱，またはその日のHHDを施行しないという前提を設けます。VAトラブルや血圧低下など身体的異常があれば，その後の対応を当施設に連絡もしくは救急要請，装置のトラブルがあれば必要に応じて緊急訪問，災害時であれば昼夜問わず緊急回収し避難するという内容で，本人もしくは介助者が判断に迷わないよう，シンプルな緊急時対応を指導しています。

6 まとめ

HHDは，介助者の必要性や電気や給排水設備の初期投資，インフラ整備，経済的負担などの問題があり，まだまだ改善すべき課題はありますが，それらを補って余りあるQOLの向上や予後改善のメリットが大きい治療法です。

HHDの教育や導入後の管理は，患者自身や介助者が主体的に取り組む必要があります。しかし継続していくには，技術面や精神面の問題があるということを念頭に置かなければなりません。特に介助者の介護負担は計り知れません。そのため家族支援サービスや訪問看護などの社会資源の活用を提案し，介護負担軽減に向けた支援を行うことが，HHDを長続きさせていく秘訣であると考えます。

我々医療者も，患者個々に合った教育システムや管理方法を構築し，安全管理の指導にも時間をかけ，また介助者と協力し，安全かつ安心感を得られるように管理を行っています。

文献

1) 古薗 勉：在宅血液透析の普及に向けての技術革新．人工臓器．2021；50(3)：224-7．

2) Watanabe Y：Home hemodialysis and conventional in-center hemodialysis in Japan：a comparison of health-related quality of life．Hemodial Int．2014；18 Suppl 1：S32-8．

3) 日本透析医学会統計調査委員会：わが国の慢性透析療法の現状（2012年12月31日現在）．日透析医学会誌．2014；47(1)：1-56．

4) 小関 修：「血液透析患者実態調査報告」にみる在宅血液透析普及の条件．臨透析．2004；20(10)：1338-40．

5) 小川洋史：在宅医療の実際と問題点 在宅血液透析療法．現代医．2008；55(3)：429-33．

6) 日本透析医会：在宅血液透析管理マニュアル（改訂版）．
[https://www.touseki-ikai.or.jp/htm/05_publish/doc_m_and_g/20200831_home_hemodialysis.pdf]

3章 血液透析について伝えたいこと

4 オーバーナイト透析

奥山正仁，金山由紀

Key word オーバーナイト透析，夜間透析，活動時間向上

Key note
▶オーバーナイト透析とは，夜間睡眠中に6〜7時間かけて行う長時間透析です。
▶夜間透析とは，夜間に4〜5時間かけて行う通常の血液透析を言います。
▶オーバーナイト透析は通常透析よりも時間をかけて治療を行うため，より多くの老廃物を除去することができます。
▶就寝時間を治療時間に充てるため，生活の質（QOL）向上につながります。
▶全国でも対応できる施設が少ないのが難点です。

1 はじめに

夜間透析を受けている患者は，2022年度末時点で30,417人[1]と報告されています。日中に社会活動をしていて治療が問題なく経過している方が適応となっています。

また，その中にはオーバーナイト透析（夜間長時間透析）があります。これは，夜から朝の睡眠中に約6〜7時間かけて透析治療を行う方法です。午後5時以降に開始した場合もしくは午後9時以降に終了した場合に夜の時間外加算を取る透析は，診療報酬の関係から夜間透析とも言われてきました。

一般的な透析は週3日，1回4時間の透析治療となりますが，オーバーナイト透析では週18時間以上の透析を行います。週3回なら1回6時間以上，隔日なら1回5時間以上といったスケジュールで行う長時間透析です。

2 オーバーナイト透析のメリット

オーバーナイト透析には，長時間透析と重複するメリットが多くあります。

高血圧，心機能の改善

長時間透析を行うことで，穏やかな溶質除去，除水による体液コントロールができます。

貧血の改善

しっかりとした透析を行うことにより，造血を阻害する因子や尿毒症物質の除去ができるため，貧血の改善につながると考えられています。

薬剤投与量の減量

貧血の改善，血圧コントロールなどの症状の改善があることから，降圧薬，造血ホルモン剤（ESA製剤，HIF製剤など）の使用頻度，使用量の減量が考えられます。

栄養状態の改善

食事制限の緩和により，蛋白やビタミンの摂取量増加などが考えられます。また，QOLが向上することで1日の活動量・運動量の増加が見込まれ，サルコペニアの予防的効果もあると考えられます。

生命予後の改善

標準的な維持透析（4～6時間の施設透析）と長時間透析を比較したJ-DOPPS（Japan Dialysis Outcomes and Practice Patterns Study）や日本透析医学会の統計調査で，生命予後が改善するとの報告があります。

QOLの向上

夜間就寝時に行うため，仕事や学業などの時間の拘束がなく，常勤での労働が可能となります。

3 オーバーナイト透析のデメリット

緊急時の対応をとりにくい

夜間睡眠中に行う透析のため，血圧低下や意識レベルの低下など，透析中に緊急的な処置が必要な症状の発見が遅れ，日中の透析に比べて救急対応が遅れる可能性があります。

また，透析をしながら睡眠をとるため，もし眠ることができないと日常生活に影響を与えることが考えられます。

オーバーナイト透析施設が少ない！？

全国の透析病院・クリニック検索サイトに登録している医療機関は3,851施設あ

46 3章 血液透析について伝えたいこと

り，夜間透析施設は全国に90施設ありますが，オーバーナイト透析施設は，福岡県1施設，千葉県1施設，東京都2施設に限られます[2]（2024年9月14日現在）。

施設側の受け入れ人数の制限もあり，すぐに対応できないこともあるようです。

突然の抜針リスクがある

睡眠中に透析を行うため，寝返りなどで穿刺針が抜けてしまう可能性があります。十分な抜針対策をとり，注意しながら行っていく必要があります。

体液・食事コントロールが必要

日頃からの体液コントロール，食事コントロールが大切です。

心理面で，透析と日常生活が上手に連携できなくなる

突然の透析生活が始まることで，時間的にはオーバーナイト透析で解決されても，心のバランスがとれないまま適応障害が悪化する可能性があります。

4 オーバーナイト透析のデメリットを克服するための対応として

透析スタッフについては，人件費との兼ね合いから，夜間勤務は最小限で配置している施設が大半となります。就寝しているため施設内は照明も抑えぎみにしており，血圧低下や意識レベルの低下など，透析中に緊急的な処置が必要な症状の発見が日中の透析に比べて遅れ，緊急時の対応が遅れる可能性が高くなります。そのため，快適な治療を受けてもらうためには，患者の協力が必須となります。

協力依頼①

除水量が多いと，治療中の血圧低下をまねく危険性があるため，塩分摂取に気をつけた栄養のある食事をとり，水分を貯留しないように指導を行い，患者にしっかりと自己管理をして頂きましょう。

協力依頼②

寝返りなどで穿刺針が抜けてしまう可能性があります。突然の抜針リスクを避けるために，針の固定方法について患者と十分に協議をし，個々に合った固定法を見つけ，十分な抜針対策をとり注意しながら行っていく必要があります。また，必要な方には寝相を良くするための手段を一緒に考えましょう。

協力依頼③

その他のリスク回避のための条件としては，アクセスに問題がないこと，血圧管理ができていること，患者が自身の変化に気を配りスタッフへ報告してくれること，

我々医療者に協力的であることなどが求められます。また保険適用上，月14回の上限は一般透析と同様ですが，時間が長くなる分，施設によっては電気代などの必要経費が増えることを理解して頂く必要があります。

オーバーナイト透析は「狭き門ではないか」と感じてしまうかもしれませんが，そう考えるのはまだ早いです。少々ハードルは上がるかもしれませんが，施設透析ではなく在宅でもオーバーナイト透析が可能です。日中の在宅血液透析が実施できていれば，オーバーナイト透析も可能なのです。詳細は☞3章3「在宅血液透析」をご参照下さい。

オーバーナイト透析のデメリット克服のためのポイント

▶実施施設が少ないことが最大のネックですが，自宅でのオーバーナイト透析も可能です。

---

5 まとめ

オーバーナイト透析を行っている施設は限られており，地域格差もあるのが現状です。施設が増えない要因として，コスト，人件費（深夜勤務のための手当の支給など），診療報酬などの問題があり，なかなか普及が進んでいないと言えるでしょう。患者の立場から考えると，オーバーナイト透析は勤労，日常生活，趣味などのために時間を有効に活用できるので，QOL向上のために必要な選択肢のひとつになると思います。オーバーナイト透析を行うには困難が多々ありますが，透析患者の療法選択のひとつに数えられるよう，改善されることを願いたいです。

文献

1) 花房規男，他：わが国の慢性透析療法の現況（2022年12月31日現在）．日透析医学会誌．2023;
   56(12):473-636.
2) 透析施設ナビ Tナビ：全国の透析医療機関を探す．
   [https://www.jda-tnavi.com/]

4章

腹膜透析について伝えたいこと

4章 腹膜透析について伝えたいこと

1

腹膜透析——これだけは伝えたい

瀬尾季余子，松久保かおり

Key word　腹膜透析，残腎機能との合わせ技，療法選択支援

Key note
▶腹膜透析（PD）患者の残腎機能が，予後と最適なPDを行う上で非常に重要となります。PDの治療評価は残腎機能を含めた評価であり，残腎機能との合わせ技です。
▶PDは自宅でも安全に行うことができ，患者の生活の質（QOL）を維持しやすい在宅治療です。
▶療法選択支援の際は，どのような治療パターンが生活に合うのか，共に考え，提案し，治療開始後の生活がイメージできるように説明する必要があります。

1　はじめに

腹膜透析（peritoneal dialysis；PD）とは，腹腔内にある腹膜の中に，カテーテルを介して透析液を注入し，身体の中の余分な水分や老廃物を除去する治療法です（図1）。自宅や職場などの社会生活の中で行える在宅治療になります。治療のパターンは，患者個々に合わせて調整できます。自宅でも安全に行うことができ，患者のQOLを維持しやすい治療法と言えます。

予後と最適なPDを行う上ではPD患者の残腎機能が非常に重要となります。PDの治療評価は，残腎機能を含めた評価であり，残腎機能との合わせ技なのです。透析歴が長

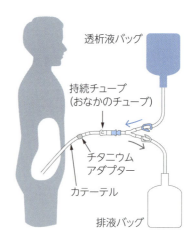

図1　腹膜透析治療法：排液バッグ付き透析液（ツインバッグ）

くなると腹膜機能や残腎機能が徐々に低下していきます。そのため，透析不足をまかなうためにも，治療内容を徐々に変更していく必要があります。治療内容の変更は，患者の病状だけでなく，生活に合わせてカスタマイズされていきます。

療法選択支援外来ではPDについての詳細な説明を行い，治療法のリスクや効果，生活の中にPDを取り入れることによる生活変化について，患者にわかりやすく説明する必要があります。

本項では，患者に情報提供する際，必ず説明すべき内容と方法を紹介します。

2 PDの治療パターン

患者の日常生活動作や今後の生活などを考慮し，どのような治療パターンが合うのか，共に考え，提案し，治療開始後の生活がイメージできるように説明する必要があります。

2-1 連続携行式腹膜透析（CAPD）

連続携行式腹膜透析（continuous ambulatory peritoneal dialysis；CAPD）は，決められた注液量，貯留時間，バッグ交換回数を手動で設定する方法です（図2）。

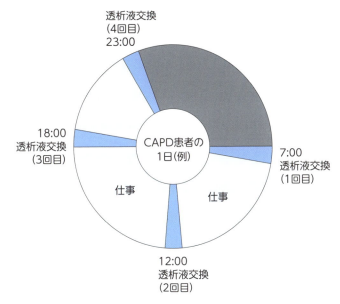

図2 CAPDのタイムスケジュール

2-2 自動腹膜透析（APD）

　自動腹膜透析（automated peritoneal dialysis；APD）は，自動腹膜透析装置を用いて透析液交換を行う方法です．APDを用いた治療法は以下に大別されます．
①**夜間腹膜透析（nocturnal peritoneal dialysis；NPD）**：腹膜透析装置を用いて夜間のみ透析液の交換（3〜5回程度）を行う（図3）．
②**連続周期的腹膜透析（continuous cycling peritoneal dialysis；CCPD）**：NPDに日中の透析液貯留を追加する（図4）．

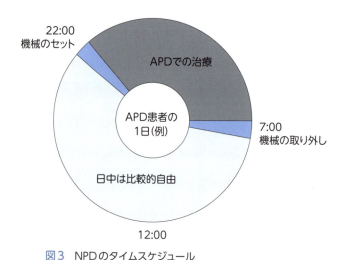

図3　NPDのタイムスケジュール

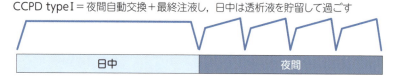

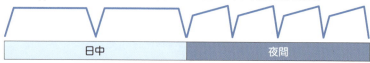

図4　CCPDの夜間自動交換と日中透析液交換

2-3 併用療法

　併用療法とは，PD治療に加えて，週1回血液透析（hemodialysis；HD）治療を行う療法です。残腎機能が低下してきたら，以前はPD中止となっていましたが，週1回HD併用が保険上認められて，以前よりPDの自由度が増えました。患者にとっては先々のことですが，先を見据えて説明することが大切です。詳しい内容は☞4章4「血液透析併用療法」を参照して下さい。

---

3 治療時のリスクや副作用について

　PDは在宅で行える治療です。自分の生活に合わせて透析治療ができるため，患者にとっては夢のような話ですが，いくつかのリスクや副作用があることを伝える必要があります。代表的なものは，以下の通りです。

腹膜炎

　PDを行うには，「カテーテル留置手術」が必須です。このカテーテルを介し，腹腔内に透析液を注・排液します。しかし，外界と交通するルートなので，不適切な手技では容易に腹腔へ菌が侵入し，腹膜炎を発症することになります。

注・排液時の痛み

　PDは通常痛みを伴わないと言われていますが，注液や排液の際に痛みを感じる方がいます。

①**注液時痛の要因**：適正温度（33〜41℃）より透析液温度が低い。透析液の注入圧により腹腔内臓器が刺激を受ける。

②**排液時痛の要因**：腹腔内が空になった際に，留置されているカテーテル先端の刺激で痛みを感じる。

血糖コントロール不良

　糖尿病が既往にある方については，透析液1バッグでカロリーがご飯1膳分となるため，血糖のコントロールが難しくなります。

体液過剰

　体液過剰の原因には，塩分過多や飲水過多，尿量低下，除水量低下が挙げられます。PDでは，HDと異なり除水量を厳密に調整することはできません。通常月1〜2回の受診で管理しているため，患者や家族が浮腫や体重増加，血圧の上昇，労作時呼吸困難などの体調変化を察知でき，医療者へ相談することも必要です。

1 腹膜透析——これだけは伝えたい　**53**

溶質除去不足

　残腎機能が低下するにつれて溶質除去はPDだけによるものとなり，溶質除去不足となります。そのような場合は，HD併用療法やHDへの移行が必要になることも説明します。

被嚢性腹膜硬化症 (encapsulating peritoneal sclerosis；EPS)

　長期間のPDや腹膜炎に伴う，腹膜劣化を機序とした腸管閉塞をまねく合併症があることがわかっています。そうならないためにも，6～7年を目途に次の療法を検討する必要があります。

4 PDを選択した場合の入院導入について

　PD導入までに時間的余裕があり，ゆとりをもったPD教育が可能な場合，入院後にカテーテル挿入をして，その後，早期退院しカテーテルが安定して使えるようになってから外来でPD導入することもありますが，ここでは数が多い一般的な入院導入を示します。

4-1 入院～PD導入まで

①**入院期間**：1カ月前後

②**術前処置**：日常生活動作や服装なども考慮した出口部作成部位マーキング

③**手術方法**：PDカテーテル留置術 (全身麻酔)

④**コンディショニング**：液貯留の開始

⑤**PD手技や日常管理の指導**：段階的に，理解度や手技習得状況を確認しながら進めます。

- 視覚教材を用いてPDの理解促進やトレーニングエプロンを使用した，バッグ交換の手技獲得
- 看護師によるPD実践の見学
- 実際の手技を開始し，不安や疑問点の確認
- 起こりうるトラブルへの対応方法
- 出口部ケア・入浴方法の実践

⑥**退院に向けた調整**：退院前カンファレンス

- 接続操作やバッグ交換の手技が自宅においても継続可能であるか判断する

- 社会資源の調整（訪問看護の利用）
- 自宅環境整備や必要物品の確認
- 患者の意向をふまえた，退院後のPD治療内容の検討
- 自宅でPDを行うために必要な知識の確認

4-2 退院〜外来診療

① 通院間隔

- 初回外来は退院後1〜2週間以内
- 安定するまでは，2週間に1回の受診
- 安定したら，月1回の受診

② 外来診療での支援

- 自宅での治療状況確認（治療ノート・遠隔モニタリング）
- 身体的状態（症状・出口部やトンネル部）や検査データを確認し，現行の治療や管理の継続でよいか判断
- 生活状況や不安，困っている内容を聴取し，次の外来まで安心してPDができるよう支援
- 治療に必要な透析液などの処方
- 定期的な管理栄養士による栄養指導

5 PDに必要な実際の物品提示

患者は，話を聞いただけではPDのイメージがわかないので，実際に使用する物品（図5）（☞1章，9頁，図5参照）を確認してもらい，治療時には自宅でどのようになるかをイメージしてもらうことも大切になります。そうすることで，様々な疑問がわいて，質問してくれるようになります。

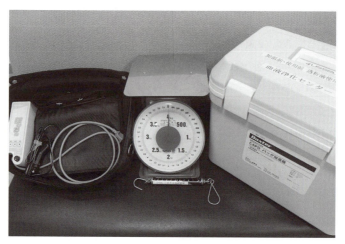

図5　実際の物品提示

PDの説明時に心がけるべきポイント

▶ PDを希望する患者は，社会生活の継続維持を強く望んでいる方々です。そのため，どのような生活を思い描いているのか，会話を通して「PDをしたい理由や想い」を引き出します。

▶ メリットばかりではなく，デメリットもあることを必ず伝えます。在宅治療であるため，患者自身が自己管理していかなければならないことを理解してもらいます。

▶ メリット・デメリットを理解した上で，その患者にとって本当にPDが向いているのか検討してもらうことが，療法選択支援外来の場であると思われます。

> 事例コラム
>
> **「自分でできる透析があるって聞いたのだけど？」**
>
> 「自分でできる透析があるって聞いたのだけど？」と，「あまり調べていないけど，先生に良いことを教わったから聞きたいの！」といった感じで療法選択支援外来へ来る患者さんがいらっしゃいます。そういった安易に考えている患者さんに説明するときは，PDのデメリットをしっかり伝えています。「それでも，やりますか？」というスタンスで，「こんなに大変なのですよ！」とアピールします。すると患者さんは「私にはできないかも……」と，いったんトーンダウンされます。
>
> 違うアプローチの仕方もあるかもしれません。しかし，まずはデメリットを理解してもらうことが大切だと思います。その上で，「大変だろうけど，それでもやりたい！」という方には，もう一度，PDだけの療法選択支援外来を受けてもらい，より詳しく，よりその方に沿った説明をします。デメリットについて自分で考えることで，より具体的な疑問をもって外来に来て，2回目の療法選択支援外来ではより深い話をすることができるのです。

4章 腹膜透析について伝えたいこと

2

資料で触れられにくい腹膜透析の メリットとデメリット

瀬尾季余子，松久保かおり

Key word 腹膜透析，メリット・デメリット，家族が行う腹膜透析， 治療環境

Key note
▶患者が腹膜透析（PD）のデメリットをしっかり認識した上で治療を選択することが，その後のセルフケア行動や，その人らしい生活を営む上でも重要となります。

▶メリット・デメリットの説明は，患者のライフスタイルをふまえて具体的に伝えることが必要です。

▶患者の生活スタイルと日常生活行動を聞き取り，実生活の中でPDを行った場合に想定される事柄を事前に伝えることで，治療開始後に感じる理想と現実の乖離は小さくなると考えます。

1 はじめに

PDを希望する患者の中には，絶望の淵から希望を見つけたように，「腹膜透析をやりたいです」と療法選択支援外来に来ることがあります。しかし，患者は，PDの良いところを過大評価している場合があります。のちのち「思っていたのと違った」「こんなはずじゃなかった」と落胆することのないように療法選択支援をすることが，我々の役割であると考えます。PDのメリットとデメリットを伝え，患者がデメリットをしっかり認識した上で治療を選択することが，その後のセルフケア行動やその人らしい生活を営む上でも重要となります。よって，そのメリットとデメリットの説明は，患者のライフスタイルをふまえて，具体的な内容を伝えることが必要です。

一般的に言われているPDの内容だけでは，説明が不十分な場合があります。療法選択支援外来では，患者の生活スタイルと日常生活行動を詳細に聞き取り，実生活の中でPDを行った場合に，どのようなことが生じるのかを個々に合わせて説明していきます。そうすることで，治療開始後に感じる理想と現実の乖離は小さくなると考えます。より良い治療を選択してもらう上で，重要な作業と言えます。

2 PDのメリット

2-1 社会生活の中で行える

　PDは社会生活の中で行えますが，周囲の理解を得て，治療を行う場所の調整が必要となります。しかし，社会生活の中で治療を行うことは，病院や自宅とは違うため，治療環境を万全に整えることが難しいことも往々にしてあるのではないかと思います。最低限必要な条件として，十分な手洗いやアルコール消毒ができること，埃っぽい環境を避けることは説明しましょう。

治療場所

①学生の場合

- 学校の保健室などを治療場所として提供してもらう。

②社会人の場合：個々で就労場所が異なるため，多様な治療場所の提案が必要。

- 休憩室や個室で休憩中に治療を行う。
- 営業や運送業など常時車で過ごす時間が多い方は，業務の合間に車中で行う。

透析液の加温方法

　自宅以外で治療を行う場合は，どこで透析液を温めるかという問題が生じます。持ち運べる加温器があれば一番よいのですが，ない場合は湯せんで体温程度（33～41℃）に温めてもらうことを説明します。

接続装置（腹膜灌流用紫外線照射器・無菌接合装置・接続補助装置）

　接続装置を使用している患者は，自宅以外の治療場所においても装置の使用が必要となります。装置重量は約850g～2.6kgと各装置で異なります。持ち運びが可能であるかは，通学・通勤方法でも変わります。接続方法を選択する際に，そのことも必ず話して下さい。

2-2 自分の時間を確保することができる

　自宅で治療できるため自分の時間を確保することができますが，定期的な（多くは4～5時間ごと）バッグ交換（透析液の交換）を行うため，「透析に追われる」と言う方がいます。

2-3 自分の都合で旅行に行きやすい

①国内旅行

- 透析液を配達することが可能である。
- 腹膜灌流装置などの借用も可能である。
- 医師へ相談し，旅行スケジュールに合わせて治療内容の調整が可能な場合もある。
- 医師や使用しているPDのメーカーと連携し，旅行先でのトラブルや体調不良時に受診する病院の選定が必要である。

②海外旅行

- 世界的に展開しているPDのメーカーもあるため，海外出張や旅行の計画がある患者には，導入時からそのメーカーを選択することを勧める。

2-4 災害時に強い

　震災時でも，自宅に透析液の在庫があるため，PDは可能です。血液透析（HD）の場合，かかりつけの施設が震災で透析ができない状況になったら，ほかの透析施設に行く必要があります。その場所は他県になることも予想され，数日透析ができない状況になる可能性もあります。HDに比べるとPDは震災時でも透析ができるため，「災害に強い」と言えます。

2-5 食事制限がHDに比べてゆるやか

　HDに比べれば食事制限はゆるやかですが，制限をしなくてもよいわけではありません。

　定期外来に受診した際，管理栄養士による栄養指導を受けてもらいます。そこで，食生活についてのアドバイスを聞き，見直してもらう必要があります。

2-6 残腎機能が保たれる

　毎日緩徐な透析のため，HDに比べると残腎機能を維持できる期間が長いと言われています。個人差はありますが，HD併用療法に頼るほうが，より元気になる場合も増えてきます。

2-7 介護が必要な方でも家族の援助で行える

　以下のような場合においても，家族の協力があればPDを行うことができます。本

人の代わりに家族がPD治療の手技を覚える必要はありますが，家族のアシストで
PDを続けて在宅で過ごす方もいます。

- ADL低下や寝たきりの患者などで，家族がHDを希望せず，「家族で介護したい」
- PDをしていたけれども，「本人が治療を自分で行える体力がなくなってしまった」

> **PDのメリットを説明するときのポイント**
>
> ▶ライフスタイル上のメリット，医療的なメリットを説明します。

3 PDのデメリット

患者の実生活で，起こりうる状況がイメージできるように「PDのデメリット」を説
明します。

3-1 経済的な問題：準備に費用がかかる

PDには意外とお金がかかるということです。加温器には補助が出ますが（初期投資
としての支払いは必要），机および透析液を引っ掛ける場所，秤の購入，感染管理など
自宅の治療環境を整えるための準備に費用がかかります。

たとえば，手洗い用の洗剤は，固形石けんよりも液体石けんを勧め，「詰め替えはし
ないで下さい」と指導します。また，手洗い後のタオルは共有しないことや，ペーパー
タオルの使用も勧めています（図1）。入浴に関しては，一番風呂で入浴するように指
導し，できれば風呂水専用塩素剤（スパクリーン®）の使用を勧めています。その理由
として，日常生活には目に見えない病原体がたくさん潜んでいるため，家族といえど
も共有することで感染のリスクが高まるからです。

入浴する際には入浴用のパウチを貼るように説明していますが，このパウチは実費
で購入してもらっています。最も大切な出口部ケアに関しては，腹膜透析管理料に含
まれている物品（消毒用綿棒と保護ガーゼ，固定テープを1セット）を患者へ提供して
いますが，提供している物品が足りなくなってしまった場合は，実費購入をお願いし
ている現状もあります。ほかにも，自動腹膜透析（APD）を行う患者で夜間トイレに行
けない場合には，尿瓶を準備してもらうこともあります。

このように，PDを継続するにあたり，治療環境を整えるために改めて患者に購入

2 資料で触れられにくい腹膜透析のメリットとデメリット **61**

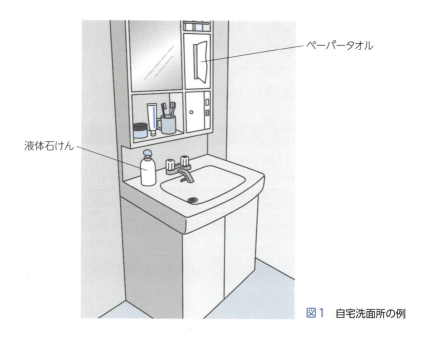

図1　自宅洗面所の例

してもらうものが増えてしまい，費用がかさむのです。
　前述の通り，のちのち「思っていたのと違った」「こんなはずじゃなかった」と落胆することのないように，準備に費用がかかるという説明も大切なのです。

3-2 物品管理：段ボール箱が自宅にあふれる？

　治療用の透析液や回路，キャップなど，PDに必要な物品は自宅に配送されますが，その量は1カ月分になります。2週間分を希望者する方もいますが，自宅にそれだけの透析液が送られてくるため，部屋は段ボール箱だらけになります。透析液は薬剤であるため室温調整のできる自宅内で保管してもらう必要があり，温度調整のできない倉庫などでは保管できません。治療前の段ボール箱と治療後の段ボール箱が自宅にあふれる状況になります（図2）。

3-3 出口部感染に対する注意

　趣味が温泉やプール，サーフィンという方の場合は，出口部からの病原体の侵入に

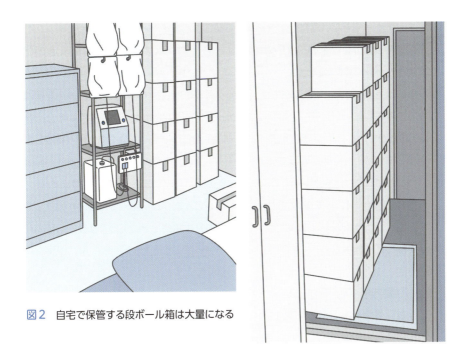

図2 自宅で保管する段ボール箱は大量になる

よる感染リスクがあるため，必ず専用のパウチを貼るように指導します。趣味が大切な方では，その内容によりPDが向かない場合もあります。

　入浴については，カテーテルの手術後，出口部形成ができ上がるまでの2～3カ月間はパウチを貼って入浴するようにしてもらいます。出口部形成がなされ，医師からの許可があれば，パウチ装着なしでの入浴が可能になります。その際は，隅々まで掃除した浴槽に一番風呂で入浴するように指導しています。さらに，湯船に風呂水専用塩素剤を使用することを勧めます。追い炊き機能を使っての入浴は，出口部感染のリスクがあるため行わないように指導します。また，24時間循環型の風呂も好ましくありませんので，風呂の形態も確認が必要になります。さらに，市販の入浴剤を使用しないように説明しています。

3-4 機械のアラーム音

　APD治療の場合，「寝ている間に透析ができるなんて，サイコーじゃないか！」と思われるかもしれません。しかし，そこにもあらかじめ知っておくべき点があります。

まず，排液ができない場合，アラーム音で起こされます。どうして排液ができないのか確認し，原因を解除する必要があります。アラーム音が頻回に鳴り，「寝不足です」と言う方が少なくありません。

患者がAPD治療に慣れるまでは，時間が必要かもしれません。アラームの原因はいろいろありますが，寝ている間にPDチューブを踏んだり曲げたりしていると，排液・注液ができずにアラームが鳴ります。また，機械は注液した分をある程度排液しようとしますが，おなかに入っているPDチューブの先端の向きによっては排液が出づらいことがあり，起き上がったり，体の向きを変えたりする必要があります。

外来受診時には，その都度聞き取りをして，どんなことに困っているのか確認します。困っている原因を取り除いていく必要がありますが，その道のりは長く，時間がかかることがあります。

3-5 治療内容の変更が多い

患者は外来で医師からAPDについて情報を得て，「寝ている間にできる透析があるって聞いたのだけど……」と，希望に満ちた目でやってくる場合があります。絶望の淵にいたところに希望の光が差し込んできたかのように，メリットだけを感じています。

しかし，APDは残腎機能との兼ね合いです。残腎機能が低下してくれば，APDだけでは透析効率がまかなえなくなってしまい，日中にバッグ交換が必要になってくることを説明します。すると，「なーんだ…やっぱりそれだけでは難しいのね……」と患者は落胆しますが，これらを伝えておくことは大切です。

治療内容の変更については，適切に説明しないと，のちのちトラブルになる可能性があるため，PDの説明の際には必ず伝える必要がある情報です。

3-6 治療環境を整える（掃除）

APD治療の場合，治療後の排液は専用のタンクに溜まるようになっており，一度の治療ごとにトイレに排液を流すように指導しています。タンクを使用した後は水洗いし，カビなどが生えないように風通しのよいところで干しておいてもらいます。週1回程度は台所用漂白剤を使用してつけ置き洗いをし，乾燥させるなど，タンク内を清潔に保つように指導しています。治療後の排液はトイレに流しますが，トイレに流した際に，排液の性状（正常の色であるか）の確認をしてもらいます。また，トイレに色付きの洗浄剤を設置していると排液の性状確認ができないため，無色の洗浄剤を使用

するように指導します。

　PDは自宅の環境が感染制御に重要であり，治療する環境だけでも，こまめに掃除をしてもらう必要があります（図3）。ペット（犬，猫など）がいるのであれば，ペットの毛から感染を生じて腹膜炎になる可能性があります。治療環境の中にはペットを入れない，洋服についた毛などは粘着クリーナー（コロコロ）などを利用して，しっかり取り除いてもらう必要があります。浴室・風呂釜・シャワーヘッドの清掃，エアコンのフィルターの清掃など，治療環境を整えることが，腹膜炎などの合併症を引き起こさないために重要であることを説明します。

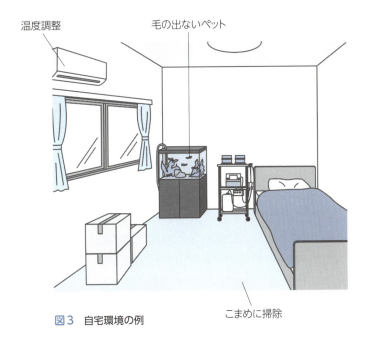

図3　自宅環境の例

3-7 出口部形成の位置により治療中にトラブルに

　患者の仕事内容は様々で，外回り営業，デスクワーク，力仕事，自営業と多岐にわたります。出口部の位置によっては，日常生活行動との関連により出口部に肉芽が形成されたり，感染につながったりと，トラブルになる可能性があります。

　患者がどのような職業で，どういった服装で，どんな姿勢をとる機会があるか，どういった仕事内容なのか，という情報はとても大切です。

PDのデメリットを説明するときのポイント
▶ 事前に説明のなかった困りごとが生じると患者は戸惑います。
▶ 良い面しか見えていない患者にはデメリットもしっかり伝え，納得してもらった上で導入します。

> **事例コラム**
>
> **治療に対して前向きで，自ら工夫する大工さんの事例**
>
> 職業が大工の患者さんでした。療法選択中に患者さんの仕事内容を確認していきました。「おなかにチューブを埋め込みます。チューブは常に出たままです。治療中に取り出して，パンツや腹巻きなどに収納します」と説明しました。すると患者さんから，「仕事中に，腰に金槌とか，いろんな工具をベルトに巻きつけるんだよ」という発言が聞かれました。そのため「出口部やチューブが邪魔になったりしませんか？」と質問してみると，患者さんは「それなら当たらないように，タオルを巻いたりして工夫するよ」と自分で問題点を見つけ，その解決策まで導き出してくれました。
>
> 結果，出口部作成の際には，ベルトに当たらないようなところで作成しました。前向きな発言が聞かれれば，その後の治療についても協力的な印象です。「そんなの聞いていない」と後ろ向きになってしまうと，はじめの一歩で医療に対して不信感を抱かせてしまうため，その後の治療にも響いてきます。治療に対して前向きに考えられるように，情報提供をすることが重要です。

> **事例コラム**
>
> ### 「APDの動作音，夜間のアラーム音がうるさくて……」
>
> 患者さんがAPD治療を始めましたが，APDの動作音，夜間のアラーム音が頻回でした。患者さん（妻）は夫と同室の寝室でしたが，APD治療を始めてから，機械音とアラーム音がうるさいため，夫は別の部屋で寝ることにしました。APDを始める前に，医療者からそういった説明はなかったとのことで，治療を始めてからいろいろと困っていました。
>
> 事前情報があるのとないのとでは，治療に対しての感じ方や向き合い方も変わってくるものと思います。細やかな情報提供の必要性を痛感した事例でした。

> **事例コラム**
>
> ### 出口部感染の原因がカメの飼育行動にあった事例
>
> PDを行って，ある程度の期間を経過した患者さんがいました。ある日，出口部の肉芽が徐々に大きくなり，出口部感染が起こりました。定期的受診の段階では，出口部の消毒や洗浄なども適切になされており，問題点は見当たらず，経過を観察していました。その後，出口部の炎症範囲が拡大し，出口部変更術（アンルーフィング手術）にまで至りました。出口部の菌を調べた結果，とてもめずらしい菌が検出されましたが，その菌は土壌，水，自然環境にいる菌であることがわかりました。患者さんへそのことを伝え，「生活環境の中で思い当たることはありませんか」と再度聞いたところ，「ペットでカメを飼っていて，よくカメの水槽を掃除しています」という発言が聞かれました。おそらくそういった日常生活の中に潜む菌が引き金になり，感染を起こしたと推測されました。
>
> 透析導入時には引き出せなかった情報でしたが，実際の治療環境の中では，とても重要な日常生活習慣に原因があったことがわかりました。このように，患者さんの日常生活習慣の行動をより詳しく確認することで，治療環境の中のリスクに気づくのだと思いました。

> 事例
> コラム
>
> **CAPDからAPD治療に移行して，日中の時間ができた事例**
>
> CAPD治療で4時間おきの透析をしている患者さんがいました。定期の外来時に体調について聞く中で，特に大きな問題はないものと思われました。しかし，さらに話していくと「透析時間に追われるのよね」と話されました。几帳面な方で，厳密に指示の時間通り透析治療を行おうとしていました。そこで，日中の時間を確保できるようにAPD治療に変更しました。「夜間の機械対応はあるものの，日中の忙しい時間を有効に使えるようになってよかった」という発言が聞かれました。

4章 腹膜透析について伝えたいこと

3

外来腹膜透析導入：腹膜透析が外来導入できることを知っていますか？

瀬尾季余子，松久保かおり

Key word　SMAP法，外来腹膜透析導入

Key note
▶腹膜透析(PD)導入を外来で行い，指導していく方法は，入院期間は短いものの，外来の通院回数はやや多くなります。
▶PD治療のトラブルに対しては的確に患者へ伝え，在宅治療をサポートできる体制を整えることが重要です。

1　はじめに

　PDを導入したいと希望している患者の多くは，働き盛りの世代や自宅での時間を大切にしている方など，入院自体を希望されない方です。入院してPDを導入すれば安心ではありますが，時間の制約と入院費用というデメリットもあります。そういった問題を解決すべく，安定している患者には外来でPDを導入する方法があります。外来での導入は，身体的な問題がない方が対象となりますが，患者が希望し，医師の判断により外来でPDを導入するケースが最近増えてきています。

2　段階的腹膜透析導入法（SMAP法）

　段階的腹膜透析導入法（stepwise initiation of peritoneal dialysis using Moncrief and Popovich technique；SMAP法）は，透析を導入するまでに時間的余裕のある場合において，入院期間があまりとれない方や，外来でも技術習得に問題がない方に適用されることが多いです。

　この方法は，手術を2回にわけて段階的に行います。当院では，カテーテルを埋没させる手術の際は入院してもらい，カテーテルを取り出す出口部作成術は外来でも対応しています。ただし，患者が，医療者のいない中でPDを開始する不安や手技取得

の心配を感じている場合は，入院して手術をし，PDを開始することも可能です。

2-1 メリットとデメリット

メリット

- 計画的なPD導入が可能です。
- 入院期間が短期間ですみます。
- カテーテル埋没術後の創傷が治癒してからPDを開始するため，透析液のリークやトンネル感染の防止が期待できます。
- カテーテルが埋没されているため，PDが必要となった時期に開始できます。
- 導入直後から十分な透析液を注入することができます。

デメリット

- 2回目の手術 (出口部作成術) が必要です。
- カテーテル埋没後，在宅で出口部作成術後の創部管理が必要です。
- 安定するまでは外来通院になるため，外来受診回数が多くなります。
- 在宅のため，創部や治療に対する患者の不安が大きいです。
- 特定療養疾病や身体障害者手帳の取得は，PD導入後となります。

3 外来での腹膜透析導入の実際 (図1)

3-1 入院によるカテーテル埋没手術

- 入院期間：2週間程度
- 麻酔方法：全身麻酔
- 教育方法：視覚教材を用いたPDに関する知識や理解の促進
- トレーニングエプロンを使用した，バッグ交換の手技練習

3-2 退院後のケア

① 一般診療を行う腎臓専門外来に受診
- カテーテル埋没術後の創部確認と必要なケアの説明を実施
- 腎不全保存期治療を継続

② 血液浄化センター：PD外来受診 (PD導入3カ月前頃となったら)
- 血液検査のデータや身体症状などを確認しながら，PD導入時期の検討

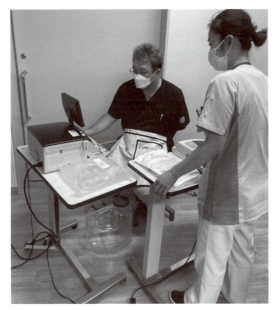

図1 外来での腹膜透析導入のイメージ

- 日常生活状況を聴取し，本人や家族の治療に関する思いや，選択したい治療方法の確認
- 使用メーカーの選定と治療方法の決定
- 使用メーカーとの連絡調整
- PD導入に向けた教育（教育計画作成）
- 自己管理指導（手洗いの方法・バッグ交換・選択によりAPD治療・PD記録）
- 日常生活指導（バイタルサイン・体重測定・尿量測定・栄養指導・排液やバッグなどの処理方法）
- 出口部ケア指導
- 必要物品や環境準備（治療物品の宅配・加温器・秤など）
- トラブル時の対応方法
- 特定療養疾病，身体障害者手帳申請についての説明と準備
- 出口部作成術施行日の決定

3-3 外来での出口部作成

- 麻酔方法：局所麻酔
- X線検査で，カテーテル先端位置確認
- コンディショニング（腹腔内に透析液を入れて注排液の状態を確認）
- バッグ交換手技の実践
- 出口部作成術後の出口部ケア方法について説明

出口部作成術の当日より治療開始となるため，十分な練習を積んでいても，医療従事者がいない在宅で治療を実際に行うことには，多かれ少なかれ患者は不安を抱きます。不安の軽減のためにも，患者へトラブル時の連絡や対応方法などを的確に伝え，24時間サポートができる体制が必要です。

外来でのPD導入時に心がけるポイント

▶段階的かつ計画的にPDを導入する方においても，いざPDを開始する際には不安や葛藤があります。その思いを表出できるように傾聴し，具体的な不安について軽減できるように支援します。

▶また，患者の心境は変化するものです。定期外来受診の際に，外来導入がよいか，入院して導入するのがよいのかを確認します。

▶外来でのPD導入は，患者や家族のスケジュールも確認し，計画的に自己管理指導，日常生活指導を行う必要があります。そのため，PD導入前には，必要な手技習得などの導入準備に伴う教育を目的に，外来に来院する回数が通常より多くなることをあらかじめ説明し，理解を得るようにします。

4章 腹膜透析について伝えたいこと

4 血液透析併用療法

松久保かおり，瀬尾季余子

Key word　血液透析（HD）併用療法，腹膜透析，PDホリデー

Key note
▶血液透析（HD）併用療法は，腹膜透析（PD）患者の20％強が行っている治療法です。
▶腎代替療法を説明するときは，血液透析併用療法についての説明も必要です。
▶血液透析併用療法の場合は，精神的サポートも重要となります。

1 はじめに

　血液透析（HD）併用療法とは，腹膜透析（PD）とHDを併用して行う治療です。本項では，HD併用療法を行うきっかけとなる状況やその内容について紹介します。

2 HD併用療法とは？

　PDを行っていても，経年的に腹膜機能や残腎機能が低下し，溶質除去不足や体液過剰を生じることは多くの方にあります。このような場合，患者に合わせて治療内容やスケジュールを調整する必要があります。このような状況になると，連続携行式腹膜透析（CAPD）は1日4回以上の透析液交換，自動腹膜透析（APD）は単独での治療では足りず日中も透析液を貯留するなど，患者の負担は多くなります。また，除水量を確保する目的で，ブドウ糖濃度の高い透析液やイコデキストリン透析液を使用することもあるでしょう。患者の身体的には，下肢の浮腫や食欲不振，倦怠感などの尿毒症症状が出現したり，毎日の治療に追われてしまい，QOLの低下につながったりします。HD併用療法は，直ちにHDに移行するのではなく，PDにHDを併用することで，適正透析量を維持し，患者のQOLの維持や向上につながると言えます。

　『腹膜透析ガイドライン2019』では，PD患者の全体の20％強がこのHD併用療法

を施行していると記載されています[1]。当院では，約40％の患者がこの療法を行っています。患者は最初はしぶしぶHD併用療法を開始しますが，その後，満足度が上がることが多いです。その理由は後述から理解できると思います。

3 HD併用療法はどんな治療スケジュールになるか？（図1）

HD併用療法は，週5〜6回のPDと通常週1回のHDを行う治療法です。当院ではPD休息日（PDホリデー）を1日とするパターンで行っていますが，他施設ではPDホリデーを2日のパターンで行っているところもあるそうです。患者個々によって治療パターンが変わります。

腹膜透析休息日が1日のパターン

日	月	火	水	木	金	土
PD	PD	PD	PD	PD	PD	HD

腹膜透析休息日が2日のパターン

日	月	火	水	木	金	土
休						
	PD	PD	PD	PD	PD	HD

図1　腹膜透析休息日パターン例：月〜金は仕事，土日休みの患者

4 HD併用療法のメリット，デメリットは？

4-1 メリット

尿毒素の除去と体液過剰の改善

• PDでは除去できない中・大分子の尿毒素を除去できます。

74 **4章 腹膜透析について伝えたいこと**

- HDを行うことで，除水量を明確に管理することが可能となり，適切な体重管理が行いやすくなります。
- HDにより透析量を増やすことで，血圧の値や心不全の徴候，貧血や下肢浮腫，食欲不振，倦怠感などの自覚症状の改善につながります。

PDホリデーができる

PDホリデー2日のパターンでは，週に1日自由な時間をもつことができ，精神的にも休める日となります。また，腹膜の劣化予防になるとも言われています。

4-2 デメリット

残腎機能の低下につながることも

HDは1回の透析で，PDより大量の除水を行うことができます。しかし，体液過剰で除水量が多いと，浸透圧や電解質の急速な変化が起き，残腎機能の低下が起こりやすくなると言われています。

生活の制約が増える

週に1回はHDを受けるために通院する必要があります。仕事や学校に通っている，趣味のサークル活動を行っているなどの場合は，社会生活の調整や病院とのスケジュール調整が必要になります。

HDのためのバスキュラーアクセスの作製と管理

HDを施行するには，そのためのバスキュラーアクセスが必要となります。通常は，内シャント作製術を受け，手術後はシャントの自己管理も必要となります。

被嚢性腹膜硬化症（EPS）のリスク

長期間のPDが可能となり，その結果，腹膜が劣化し，そこに腹膜炎を起こせばEPS発症のリスクが高まると言われています。HD併用療法では，透析量や除水がHDにより担保され，腹膜のコンディションがよいのではと考えられることもあります。

5 腎代替療法説明時にPD治療内容の変更やHD併用療法についての説明も一緒に

患者は腎代替療法説明時に，「話を聞いてみて，HD，PD，腎移植のうち，どの治療法だったらできそうですか？」と提案されると，選択した治療法をそのまま一生行うことができると勘違いしてしまいます。

5-1 勘違いをしないために伝えていること

PDはずっとは続けられない

- 理由：残腎機能の低下や，それに伴う透析不足になることがあります。
- EPSなどの合併症のことを考え，時期をみてHDへ完全移行します。

PDの治療内容は変更が生じる

患者は，PDの治療法自体を複雑で難しく感じるものです。前述の「2 HD併用療法とは?」(☞73頁)でも触れていますが，CAPDを選択してもAPDを選択しても，透析量が足りなくなった場合は，有効に透析量を稼ぐために1日のうちの透析液を貯留しない時間が短くなります。導入当初の治療内容がずっと続けられるわけではないことを伝えておくことは大切です。

最大限のPD治療を行っていても透析量不足になったら

HDへ完全に移行するという一択ではなく，HD併用療法を行う選択もあることを説明します。

5-2 状況により治療法は変化していく

いつPDの治療内容を変更するか，いつHD併用療法に変更するかは，腎代替療法説明時にはわかりません。採血結果やPDの状況，血圧や体重の推移，患者の状況をふまえて治療法が変化していくことは，説明しておく必要があります。特に，若年者で体格が大きい患者は，PDだけでは早期に透析不足になる可能性があります。PD導入と同時とは言いませんが，短期間でHD併用が開始となる場合があります。

まずは患者がPDの治療のイメージをもてるようになってから，患者の生活目標，1日の生活スケジュールを聞き，腎代替療法説明時に何時にバッグ交換が可能か，HD併用療法になったら何曜日なら通院可能か，など治療パターンを一緒に考えると，患者も透析導入後のより具体的なイメージが浮かびやすくなるでしょう。

6 HD併用療法は二度説明が必要

いざHD併用療法が必要になる時期は，患者によって違います。1年経たずにHD併用療法となる場合や，4～5年経過してからHD併用療法となる場合もあります。どちらにしても，腎代替療法説明時からかなりの年月が経過していることが予想されますので，もう一度，HD併用療法について説明する必要があります。

患者がPDを選択する理由は様々あるようです。「仕事」「学校」「趣味・サークルの時間確保」など，患者自身が透析導入前とほぼ同じような生活を営むことができるという理由だけではなく，「針を刺されるのが嫌」「HDはいいイメージがない」「HDはすぐに死んでしまう」など，周囲の方から聞いた情報により「HDが嫌だからPDを選択した」という患者もいます。

　患者は透析を受けなくてはならない状況を受容しPDを施行していますが，医師よりHD併用療法が必要であると説明を受けたときに，二度目の治療選択を迫られます。ショックを受け，頭が真っ白になってしまう患者もいます。「HD併用療法を開始すると，仕事を辞めなくてはいけない」「もっとPDだけでできると思っていた」「こんなはずではなかった」など，患者の思いも様々です。

　患者が理解し，納得した上で選択してもらえるように，患者が説明を聞ける状態なのか受容段階を確認し，何回かにわけて説明するようにします。HD併用療法のデメリットもしっかり説明しますが，メリットを中心に説明し，必要な治療であることを伝えています。また，実際にHD併用療法を行っている患者の声や治療の感想などを伝えることも，参考になるようです。

説明のポイント

▶腎代替療法導入時だけでなく，先々を見越してメリット・デメリットを説明します。

文献

1) 腹膜透析ガイドライン改訂ワーキンググループ，編：腹膜透析ガイドライン2019．日本透析医学会ブックシリーズ1．医学図書出版，2019，p20．
[https://minds.jcqhc.or.jp/summary/c00538/]

5章

腎移植について伝えたいこと

5章 腎移植について伝えたいこと

1

腎移植——これだけは伝えたい

足立亜由美，伊藤晴美

Key word 腎移植，腎移植に関する法律，海外渡航移植

Key note
▶臓器移植に対する患者の思いは様々です。移植を行うことが，最善の腎代替療法とは限りません。

▶献腎移植と生体腎移植の違いについて説明します。

▶メリットだけに注目するのではなく，デメリットも説明します。

▶相談窓口について説明します。

▶海外渡航移植に関するリスクを伝えます。

▶腎移植が禁忌もしくは，向いていない患者を把握します。

1 はじめに

腎移植医療ほど，透析業界で謎めいた医療はないでしょう。特定の医療機関で行われ，術後の患者は透析施設や一般の病院には訪れません。2022年日本の透析患者数は347,474名[1]，腎移植患者は1,782名，うち献腎移植は198名[2]，一方，献腎移植登録者は14,080人となっています[3]。「献腎移植の連絡がくるのは，宝くじが当たるようなものだ」という言葉が聞かれる所以となっています。腎代替療法選択のパンフレットに「腎移植療法」も選択の1つだということが記載されており，初めて腎臓が移植できる臓器であること，自分にもチャンスがあるのかもしれないと感じた患者も多くいます。

これから腎代替療法を選択する方に，どのように情報を提供すればよいのでしょうか？ メリットばかり注目されがちですが，デメリットもあります。以下に，実際の情報提供の内容を説明します。

2 腎移植とは

　正常に機能する腎提供者（ドナー）の腎臓の1つを，外科手術によって体内に移植する方法で，腎移植が成功し，移植した腎臓が働くと，透析を離脱することができます。また，拒絶反応を抑えるために免疫抑制薬を生涯飲み続け，自己管理をしていく必要があります。

　腎移植は，透析治療が必要だと判断された方が対象となります（図1，表1）。

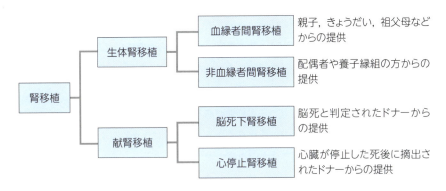

図1　腎移植の種類

表1　腎移植の特徴（メリット，デメリット）

メリット	・月1〜2回の受診ですむようになる ・旅行などの計画が立てやすい ・妊娠希望である場合，腎機能の改善があれば妊娠計画を行うことが可能となる ・移植腎が機能した場合は，透析を離脱することができる
デメリット	・全身麻酔で行う手術である ・免疫抑制薬を生涯にわたって飲む必要性がある ・移植の手術後，腎炎の再炎や，拒絶反応などにより腎機能障害が出現し，透析再導入の可能性がある ・検査や治療で入院することがある ・免疫抑制薬の副作用 ・感染症にかかりやすい ・移植腎喪失への不安 ・悪性腫瘍の発生率が高くなる

3 腎移植を選択する動機

　移植を希望する動機は様々です．漠然と透析に対するマイナスなイメージがあり，「透析導入と言われて気持ちが沈んでしまった．腎移植をすれば，安定した平和な生活が待っているだろう」と話される方もいます．腎移植をするつもりでも何らかの事情で移植ができなくなる，または，移植後すぐに拒絶反応や感染症で入退院を繰り返さなければならなくなってしまうなど，移植をしたとしても安定した平和な生活が待っている保証はありません．

　移植後に抱えるレシピエントのストレスとしては，移植腎の廃絶，ドナーへの申し訳ないという気持ち，透析の再導入への不安，透析施設でのコミュニティの喪失と透析で受けていたソーシャルサポートの喪失，社会からの期待などが知られています．また，不安障害，不眠症，適応障害，うつ病などは，移植後に有病率が高くなるという報告があります．

　身体的には，拒絶反応が起こる可能性がある，免疫抑制薬を飲み続ける，全身麻酔の手術が必要，悪性腫瘍のリスクが高くなる，感染症にかかりやすいなど，これらの情報もきちんと事前に伝えることが重要です．

4 腎移植に関する様々な法律や決まりごと

　ときどき，「今，危篤状態の父から腎移植を受けたいのですが，すぐに手術をしてもらえるのでしょうか？」「20歳代の娘がいる．育ててあげたんだから，腎臓をくれると思うから外来で相談したい」というような相談を受けることがあります．移植では，ドナーの意思を無視した移植を強制するようなことは禁止されています．また，「ドナー自身に腎提供は医学的なメリットはないため，移植ドナーに侵襲を及ぼす医療行為は望ましくない」とされています．日本で行われている腎移植は，日本臨床腎移植学会や，日本臓器移植学会が作成したガイドラインに基づいて行われ，それらは，WHOの指針，イスタンブール宣言，国際腎移植学会の指針のアムステルダムフォーラムレポートがベースになっています．

　そのため，上記の"危篤状態の父"と，"同意を得ていない娘"からの提供は困難と言わざるをえません．「倫理的に移植ができるのだろうか？」という相談があった場合は，ガイドラインを提示しながら説明を行います．

腎臓の提供に強制および金銭の要求がないこと，金品の授受がない場合でも心身ともに健康な成人であることが条件であり，本人の承諾が得られていたとしても内縁関係や友人などのケースは認められないことがほとんどです。

5 生体腎移植について

生体腎移植は，ドナー候補者がいて初めて成り立つ医療です。ドナーについては，日本移植学会，生体腎移植のガイドラインの基準，マージナルドナー基準を満たしているのか確認します。マージナルドナーの場合，腎提供後のドナーに不利益な腎障害が生じる可能性がきわめて高いと判断した場合は，施設として腎移植を行えないという判断を下すこともあります。

腎提供後の腎機能は一般的に6~7割程度になるとされ，慢性腎臓病（CKD）でなかった人が$eGFR≦60mL/min/1.73m^2$（CKDステージG3）になる可能性があるという点の説明と，感染，腹壁瘢痕ヘルニア，出血などのリスク，肺炎などの術後合併症についての十分な説明が必要です（図2）。

また，原疾患が遺伝する腎疾患である場合，レシピエントの子どもやきょうだいからの移植の場合はドナー本人やドナーの子どもが透析になる可能性もあるため，移植医師だけでなく必ず腎臓内科医師に確認してもらう必要があります。

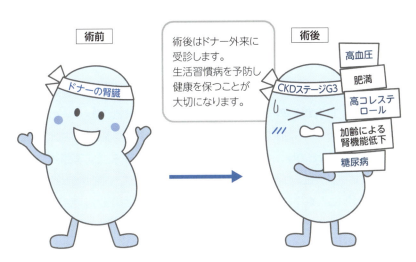

図2　生体ドナーの抱える問題

6 先行的腎移植 (PEKT)

　先行的腎移植 (preemptive kidney transplantation；PEKT) は，成人ではeGFR 15mL/min/1.73m^{2}未満，　小児ではeGFR 10~20mL/min/1.73m^{2}を基準値として維持透析の導入前 (透析未導入~透析導入半年) に移植を行う方法です。メリットとしては，透析による合併症の出現が少ない，移植腎の生着率が良いなどがあります。一方，デメリットとしては，透析に対する肉体的，精神的な苦痛，時間的制約などを経験していないため，特に若年者は移植腎を大切にするという気持ちが欠落し，怠薬や自暴自棄な生活を送ることもあるように見受けられます。

　PEKTは腎移植までの外来診察，検査などに半年から1年ほど要することを想定し，療法選択支援外来では療法選択をCKDステージG4で意思決定，CKDステージG5で準備が必要となります。移植を行いたいタイミングを家族で話し合い，PEKTを希望する場合は，早めに移植外来へ紹介します。

　また，先行的献腎移植登録は，透析導入前に臓器移植ネットワークへの登録が可能であり，待機年数を少なくするだけでなく，透析導入前に献腎登録をすることで透析を受容することにもつながります。

7 夫婦間移植と血液型不適合移植について

　血液型不適合移植は，術前の免疫抑制薬，副腎皮質ステロイド，抗体医薬品のリツキシマブ，移植前の血漿交換などの技術が確立され，多くの移植施設で行われるようになりました。

　しかし，生体ドナーは「6親等内の血族，配偶者と3親等内の姻族」(図3)[4]と定義されています。近年では深刻なドナー不足もあり，夫婦間移植が増えています。提供はあくまでもドナーからの申し出であり，強制および金銭の要求がないこと，金品の授受がないこと，などの場合に限ります。「腎臓を提供するから，熟年離婚してほしいと言われている」「戸籍上の妻はあげたくないと言っているが，内縁の妻は提供してくれると言っているため，移植をしたい」というような相談もあります。医療現場では，夫婦が日常生活でどのような関係か，ドナーの権利の問題や倫理的な問題がないかなど，精神科医師や臨床心理士との面談で心理的な背景を確認し，院内の倫理委員会承認が得られない場合は移植を実施することはできません。また，健康だと思っていた配偶

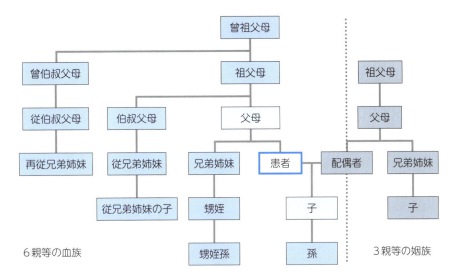

図3 生体ドナーとして日本移植学会で認められている範囲
父，母，子ども，兄弟姉妹，祖父母，伯父伯母，夫，妻など。日本移植学会の倫理指針では，生体臓器移植では親族からの提供に限るとされており，親族とは「6親等内の血族，配偶者と3親等内の姻族」と定義されている。

(文献4より引用)

者がドナーのための検査を行い，腎提供が困難であると判断されるケースもあります。

以上のことから，移植ができない場合も想定し，療法選択支援外来受診の際に血液透析（HD）や腹膜透析（PD）についても説明が必要となります。

8 生体腎移植までの流れ

生体腎移植を希望する場合，腎移植外来に受診します（図4）。ほとんどの施設が，移植外来の案内に件数などの実績などに加え，問い合わせの連絡先をホームページに載せています。

また，臓器移植ネットワークのホームページに掲載されている献腎移植の登録ができる施設は，腎移植施設基準を満たしており，生体腎移植も実施しています。ある一定数の移植医師と移植コーディネーターや看護師，免疫抑制薬の管理ができる体制があり，移植施設としての実績がみられる病院と言われています。

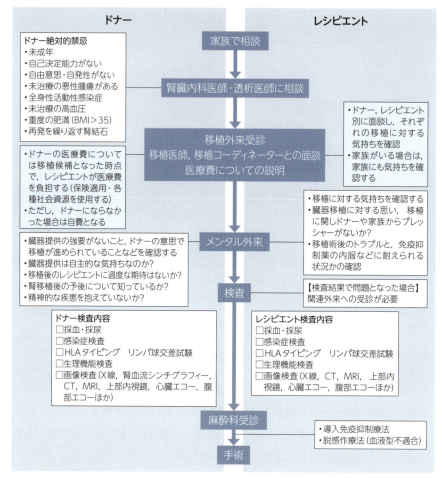

図4 生体腎移植までの流れ

9 海外渡航移植に対する情報提供

「日本にドナーがいないので,海外で腎移植してもらおうかな?」と,療法選択の際に,ときどき海外渡航移植についての質問を受けることがあり,下記の3点をお伝えしています。

- 海外渡航移植は国際腎移植学会で禁止されている。
- 臓器売買などの犯罪行為にあたる可能性がある。
- 移植自体リスクが大きい。十分な医療が行われる保証がなく,ドナー情報がないた

め安全とは言えない。

海外渡航腎移植については，イスタンブール宣言で，移植は自国で自国の患者に行うこと，移植のための渡航は禁止，臓器売買，死刑囚からの臓器移植などを禁止するようにといったことが盛り込まれています。臓器売買は法律違反になり，それを斡旋することも禁じられており，日本でも禁止されています。

また，海外での医療には，莫大な医療費がかかります。術直後合併症が出現した場合，日本国内と同様の医療が受けられるという保証はありません。また，どのようなドナーの腎臓であり，術後どのような経過であったかという医療機関同士のやりとりもなく，感染症などの情報もないため，とても危険な医療と言わざるをえません。また，渡航移植では莫大な代金を支払うと言われていますが，実際に提供したドナーには必要とされる術後の腎臓のケアはされず，料金についても内訳は明らかになっていません。無事移植が行われても，帰国後，倫理的に問題となった移植事例に対応し診療してくれる医療機関を探すことも困難な課題です。情報が少ないため，拒絶反応や腎機能の低下がみられた場合の治療が困難となる可能性があります。

10 腎移植後に再発しやすい腎疾患について

もともとの腎疾患の特徴によっては，移植した腎に再度同様の症状が起きる可能性があります。以下のような疾患は，移植をする際に注意が必要です。

巣状分節性糸球体硬化症（focal segmental glomerulosclerosis；FSGS）の一部（遺伝子異常によるタイプは移植後の再発はない），溶血性尿毒症症候群（hemolytic uremic syndrome；HUS），血栓性血小板減少性紫斑病（thrombotic thrombocytopenic purpura；TTP），クリオグロブリン血症，C3腎症，dense deposit disease（DDD）は，移植後の再発の確率が高いと言われており，移植実施の是非は十分に検討する必要があると言われています。その他移植の禁忌に関しては，移植施設の医師や移植カンファレンスなどで検討され，判断されます。

11 生体腎移植の流れと実際

レシピエント（患者）は，事前に免疫抑制薬の投与や透析が必要な場合があり，事前に入院が必要となります。ドナーは前日に入院し，手術に備えます。

1 腎移植——これだけは伝えたい　**87**

手術室では，先にレシピエントの麻酔導入が開始され，ドナーの腎摘出が開始されます。ドナーは2時間程度で一般病棟に帰室します。一般的には，腎摘出の患者と同様の医療や処置がなされ，約1週間で退院となります。術後は，レシピエントの状況を心配するドナーが多いため，レシピエント移植コーディネーターがドナー本人への労いと，レシピエントの状況説明をします。

レシピエントの術後は，シリンジポンプで免疫抑制薬や，昇圧薬などが管理され，尿量に合わせて点滴量を変更していきます。そのため，移植後のケアが十分にできるICUや移植病棟で管理されます。感染のリスクが高いため，クリーンな環境が望ましいとされています。移植直後から排尿があった場合は，翌日から透析を離脱することができます。尿量が安定し，IN-OUTのバランスが整ったら膀胱留置カテーテルが抜去され，排尿可能になります。免疫抑制薬の血中濃度は1～2日に1回測定し，内服薬で血中濃度が安定した時点で，自宅での自己管理や栄養指導，日常生活の注意点の指導がなされて退院となります。職場復帰は，仕事内容にもよりますが，移植後に生じる免疫力の低下の時期などを考慮し，3～4カ月程度で復帰するケースが多く見受けられます。

腎移植の説明のポイント

▶患者が腎移植を希望するタイミングや家族背景に合わせて具体的に説明をします。

▶腎代替療法選択外来での腎移植についての説明はあくまでも情報提供として行い，移植を希望する気持ちがある場合，詳しい説明は移植施設で受けることができます。

12 おわりに

生体腎移植は，末期腎不全を受け入れる気持ちの準備が必要です。また，ドナーとの関係や移植を強制する気持ちが，家族関係を悪化させるなどのリスクを孕んでいます。それらは，腎移植や透析に対して無知であるがゆえの感情である場合もあります。

腎代替療法選択支援の場では，末期腎不全患者の「療法を受け入れなければならない」という気持ちにも寄り添いながら，ドナーが抱える問題，移植後のリスクなどを正しく伝えるということが大切であると考えます。

88　5章 腎移植について伝えたいこと

事例
コラム

生体腎移植に対する家族間の話し合いがされていない事例

60歳代前半男性。腎代替療法選択支援を他施設外来で実施。「自分は，透析ではなく腎移植を選択したい。ドナーは，近所に住む弟がよいと考えている。まだ本人の気持ちは確認していないが，今まで世話してやったし，兄には逆らえないと思う」と兄弟で来院されました。

生体腎移植と献腎移植について再度説明を行い，「弟からもらいたいんだよね」と話されたため，弟さんに「腎提供をしてもよいという気持ちがおありなんですか？ 手術してご自身の腎臓の1つを取り出すことになりますが，大丈夫ですか？」と確認したところ，「そんなことは聞いていない。初耳だ。今日は大事な話が先生からあると言われたからついて来ただけで，私の腎臓をあげるなんて一言も言っていない」と顔面蒼白で返答されました。別部屋にて双方に状況を確認し，患者本人も「透析を回避するには移植しかないと言われ，びっくりして慌てて『弟にお願いしないと』と思った。透析って，管理が大変だって聞いたし，絶望的な気持ちになってしまった。手術って大変な手術なんですか？ 透析をしない方法は，他にはないのですか？ 透析したら仕事もできないし，寝たきりになってしまったらおしまいだよ」と話していました。

移植医療以外の療法についても，「気持ちが動揺し，説明内容があまり記憶にない」とのことだったため，2人に再度，腎移植のための献腎移植登録と生体腎移植登録について説明。透析についても，腹膜透析(PD)，血液透析(HD)の情報提供を行ったところ，患者本人は「私は早番がある仕事だから，うまく職場にお願いして，シフトを調整すればいいんだね。仕事が続けられるのならば，安心したよ。腎移植は，献腎移植登録を行うことにするよ。びっくりさせてごめんね」と弟に話し，2人そろって笑顔で帰宅されました。

1 腎移植——これだけは伝えたい

文献

1) 花房規男，他：わが国の慢性透析療法の現況（2022年12月31日現在）．日透析医学会誌．2023；56（12）：473-536．
[https://docs.jsdt.or.jp/overview/file/2022/pdf/01.pdf]

2) 日本臨床腎移植学会・日本移植学会：腎移植臨床登録集計報告（2023）2022年実施症例の集計報告と追跡調査結果．移植．2023；58(3)：189-208．
[https://www.jstage.jst.go.jp/article/jst/58/3/58_189/_article/-char/ja]

3) 日本臓器移植ネットワーク．
[https://www.jotnw.or.jp/data/]

4) 日本透析学会，他：2024年版 腎不全 治療選択とその実際．p35．
[https://jsn.or.jp/jsn_new/iryou/kaiin/free/primers/pdf/2024allpage.pdf]

参考文献

▶ 山本賢治，他：腎移植前の精神疾患が移植に及ぼす影響と成績．腎と透析．2017；82(2)：251-5．

▶ 小林清香，他：腎移植後の深刻な心理的問題と精神疾患．腎と透析．2017；82(2)：266-9．

▶ 日本腎臓学会，他編：腎代替療法選択ガイド2020．ライフサイエンス出版，2020，p64-104．

▶ 日本腎臓学会：腎移植施設基準．
[https://jsn.or.jp/data/qualification_standards.pdf]

▶ 日本透析医学会：イスタンブール宣言2018　5学会共同声明．
[https://www.jsdt.or.jp/info/3853.html]

▶ 日本移植学会：臓器移植Q&A　その他Q1．
[https://www.asas.or.jp/jst/general/qa/all/qa10.php#:˜:text]

▶ 厚生労働省：臓器の移植に関する法律．
[https://www.mhlw.go.jp/web/t_doc?dataId=80997711&dataType=0&pageNo=1]

▶ 今井尚彦，編著：腎臓内科医のための腎移植の診かた．中外医学社，2015．

5章 腎移植について伝えたいこと

2

献腎移植

伊藤晴美

Key word | 献腎移植，献腎移植登録

Key note
▶献腎移植登録には明確な年齢制限はありませんが，時に献腎移植が不適応となる理由などを説明し，情報提供を行います。
▶透析導入前から献腎移植登録が可能です。末期腎不全患者は，医師が判断し，登録することができる可能性がありますので，早めに相談することを勧めます。
▶献腎移植登録までの流れと登録費用は，必ず伝えます。

1 はじめに

　生体腎移植のドナーが不在である患者にとって，献腎移植は長年待機するという特徴がありますが，透析を離脱できるチャンスであり，移植をするということは，腎代替療法を行う患者にとって1つの大きな通過点です。我々は，明らかに献腎移植が不適応という患者に対しても，献腎移植登録を選択した場合の，個々の状況に応じたリスクや不適応となる理由などを説明し，情報提供を行います。療法を選択し，透析を受け入れる段階で，患者が「自分の腎疾患自体は腎移植の適応だったかもしれないが，現在は献腎移植登録しないほうがよいのだ」と納得することが大切だと言えます。

　また，自身が献腎移植登録の適応であるということ自体知らなかった，まったく情報を得ていなかったという患者が散見されます。腎移植は高額な医療で，特定の患者しか実施できない特別な医療であるというイメージがあるためのようです。

2 献腎移植とは

　献腎移植は，脳死や心停止された方から提供された2つある腎臓の1つを移植する治療法です。わが国では脳死に対する理解，死者に対する倫理観などの影響で，臓器

移植が敬遠されがちで，受け入れが難しい現状があります。日本は腎移植全体の約1割のみが献腎移植である一方，海外では献腎移植が8割を超えている国もあり，国や地域の医療状況，臓器移植の法律，国民性が大きく反映されています。

2010年7月17日に改正臓器移植法が全面施行され，この法改正により，献腎移植件数の増加が期待されていました。しかし，献腎移植の中の脳死移植の割合が増加しただけで，大幅な増加には至りませんでした（図1）[1]。

献腎移植の平均待機日数は，2022年12月現在で5,396日（14年9カ月）であり[2]，移植登録患者にとって，精神的・身体的に健康を維持すること，質の高い透析治療と透析管理が大きな課題となっています。

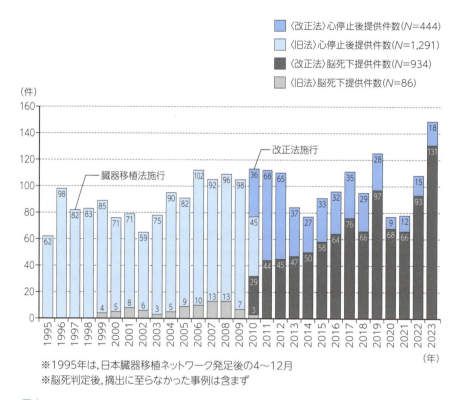

図1　日本国内の脳死・心停止ドナー件数の推移　　　（文献1より引用）

3 移植相談のタイミング（透析導入前から献腎移植登録可能）

　進行性の腎機能障害がある患者は，腎代替療法を行っていなくとも，今後1年程度で腎代替療法が必要になると予測される場合，先行的に献腎移植登録ができます。

　実際には，腎代替療法導入1年前後で，成人例ではeGFR 15mL/min/1.73m^{2}未満，小児例と腎移植後で腎機能低下が進行してきた例ではeGFR 20mL/min/1.73m^{2}未満が基準となります。

　よって，CKDステージG5の末期腎不全患者は，医師が判断し，登録することができる可能性があります。移植外来の予約状況や，HLA検査や登録にかかる日程などを考慮し，早めに相談することを勧めています。

4 献腎移植登録施設の案内

　移植登録施設は，日本臓器移植ネットワーク（Japan Organ Transplant Network；JOT）のホームページに開示されています。ただし，献腎移植登録施設と，HLA検査施設が異なる場合がありますので，注意を要します。

　患者は，献腎移植登録更新外来への年1回の通院，腎移植時の入院，移植後の通院が必要となりますので，これらを考慮し，自宅や職場から近い施設を選択する傾向にあります。

　登録後に施設変更が可能ですので，長く待機している間に，腎移植施設の情報収集をするようにと説明しています。

5 日本臓器移植ネットワークに支払う料金

• 登録費用：新規登録費用30,000円，更新費用5,000円，移植時コーディネート費用100,000円（生活保護世帯，住民税の非課税世帯は必要書類を提示することで免除されます）

• その他：臓器運搬費用は，療養費払いとなります。

2 献腎移植　**93**

6 献腎移植登録までの流れ

　献腎移植登録を行うためには，主治医・腎臓内科医より紹介状を作成してもらい，移植登録施設の受診を行います。献腎移植登録できるか，移植施設を受診し医師の診察，本人の意向の確認を行います。移植について説明を行うと，「すぐに移植できると思いました」「こんなに待つの？」などと言われることも多くあります。可能であれば，移植施設を受診する前に，移植についての基本的な情報（待機年数や費用，自由意思である，など）を提供してもらい，受診することを勧めています。

　登録方法については，JOTのホームページに詳しく載っています。

　献腎移植登録までの流れについては図2を参照して下さい。

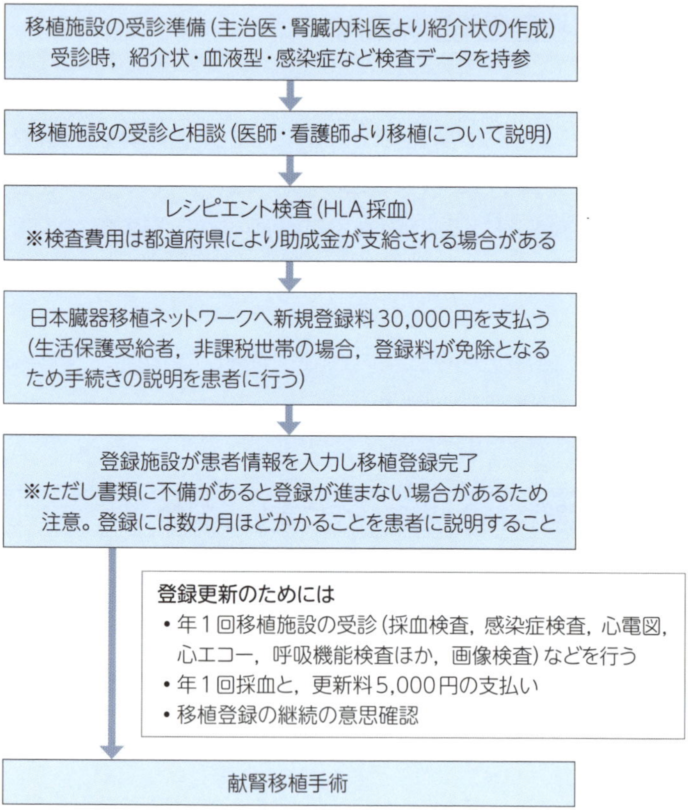

移植施設の受診準備（主治医・腎臓内科医より紹介状の作成）
受診時，紹介状・血液型・感染症など検査データを持参

移植施設の受診と相談（医師・看護師より移植について説明）

レシピエント検査（HLA採血）
※検査費用は都道府県により助成金が支給される場合がある

日本臓器移植ネットワークへ新規登録料30,000円を支払う
（生活保護受給者，非課税世帯の場合，登録料が免除となる
ため手続きの説明を患者に行う）

登録施設が患者情報を入力し移植登録完了
※ただし書類に不備があると登録が進まない場合があるため
注意。登録には数カ月ほどかかることを患者に説明すること

登録更新のためには
•年1回移植施設の受診（採血検査，感染症検査，心電図，
心エコー，呼吸機能検査ほか，画像検査）などを行う
•年1回採血と，更新料5,000円の支払い
•移植登録の継続の意思確認

献腎移植手術

図2　献腎移植登録までの流れ

7 献腎移植登録の条件など

7-1 登録年齢について

献腎移植登録は自由意思であるため，登録に年齢制限はありません。しかし，移植登録を行ってから実際の移植に至るまでの平均待機年数は14年9カ月（2022年12月現在）となっています。たとえば，60歳で移植登録を行うと，移植ができる年齢は75歳になります。移植を行うためには，移植時のレシピエントの健康状態が重要で，移植に耐えられる体力・精神力など様々な要素が必要となります。移植登録に年齢制限はないものの，患者のQOLが向上し，残りの人生をより良く過ごせることを目標とすべきではないかと考えます。

7-2 レシピエントの選択基準[3]

【前提条件】

- ABO式血液型の一致および適合の待機者
- リンパ球交差試験（全リンパ球またはTリンパ球）陰性
- 1年以内に移植希望者の登録情報が更新されていること

【優先順位】

(1) 親族（親族優先提供の意思表示がある場合）*

(2) 血液型：適合より一致を優先

(3) 下記1～4の合計点数が高い順

    ①搬送時間（阻血時間）

    ②HLAの適合度

    ③待機日数

    ④無機能腎に関する待機日数の算定の特例

    ⑤未成年者（16歳未満は14点，16歳以上20歳未満は12点ポイントが加算）

*親族優先提供：ドナー（親族：配偶者，子ども，父母）本人が臓器提供する意思表示をしていることに加え，親族への優先提供の意思を書面により表示している，医学的な条件（適合条件）を満たしているなど，親族優先提供については，細かい留意点があります。

7-3 登録できない場合

腎移植の禁忌に該当する場合でも，待機年数が長いため，早期のがんなどの場合はリスクなどを説明した上で，登録を行うこともあります。献腎移植施設は，紹介状や

本人への問診などから，適応か否かを判断し，本人に説明します。

8 年に1度，献腎移植登録の更新外来

実際の移植は突然連絡がくるため，順番がきても患者自身が断るケースがあります。当施設でのレシピエント側の辞退理由としては，1位 仕事，2位 体調不良，3位高齢が理由に挙げられました。待機年数が経過し，移植時期が近付いたときには，いつでも移植が受けられるよう，心の準備をしておくとともに家族・職場などにも話をしておき，協力が得られる体制を整えておくことが重要となってきます。

8-1 更新外来の内容

下記項目の確認を行い，実際に移植を行うときの心づもりなど，再度説明を行います。
- がんの検索がされているか？
- 透析治療上の問題がないか？［増加量が多くないか，リン（P）コントロールが悪くないか，精神的な問題はないか，など］
- 心臓・脳血管疾患の検索
- 実際の移植時のオリエンテーション

8-2 献腎移植登録の更新ルール

必ず年に一度，移植施設を受診し，更新料5,000円の支払いと書類の記入をして，JOTへ返送すると更新ができます。

9 実際の移植までの流れ（連絡～手術までの流れ）

脳死・心停止のドナー患者が出るとJOTより連絡が入り，移植登録者の候補リストをもとに候補者（レシピエント）に連絡し，意思確認を行います。

移植を受ける意思がある場合は，病院へ来院してもらって移植前の検査を行い，移植の準備を整えます。重要なのは，患者の意思確認です。連絡を受けた患者には，約30分～1時間程度で，移植を受けるか，断るかの返答をしてもらいます。

10 腎移植後の生存率・生着率

移植患者の生存率・腎臓の定着率は以前より成績は上がってきています。移植した後，自己管理を適切に行い，規則正しい生活を行うことが望まれます。

患者の生存率，移植腎の生着率については，表1を参照して下さい[4]。

表1　腎移植後の生存率・移植腎の生着率

生体腎の生存率		生体腎の生着率	
3年	99.2%	1年	98.6%
5年	96.8%	5年	93.1%
10年	92.0%	10年	83.9%

献腎の生存率		献腎の生着率	
3年	98.1%	1年	96.6%
5年	93.3%	5年	87.8%
10年	81.3%	10年	70.0%

（文献4をもとに作成）

献腎移植についての説明のポイント

▶献腎移植登録までの流れと，登録後の待機期間は長いものの，移植の連絡がきたら30分〜1時間で決断しなくてはならないこと，さらに各種費用について必ず伝えるようにします。

▶献腎移植登録には年齢制限がありませんが，ポジティブなことだけではなくマイナス面も患者に伝えるように心がけています。

文献

1) 日本臓器移植ネットワーク：臓器提供件数の年次推移.
[https://www.jotnw.or.jp/explanation/07/01/]

2) 日本臓器移植ネットワーク：移植希望者の待機年数.
[https://www.jotnw.or.jp/explanation/07/05/]

3) 日本臓器移植ネットワーク：日本移植事情　レシピエント選択基準.
[https://www.jotnw.or.jp/ishokujijou/organ-transplantation/selection-criteria.
html]

4) 日本移植学会：臓器移植Q&A.
[https://www.asas.or.jp/jst/general/qa/kidney/qa4.php]

参考文献

▶ 今井直彦，編著：腎臓内科医のための腎移植の診かた. 中外医学社，2017.

▶ 中外製薬： GIFT OF LIFE　いのちの贈りもの. 9.
[https://jin-ishoku.jp/]

5章 腎移植について伝えたいこと

3

腎移植後の生活

足立亜由美，長谷川総子

Key word 腎移植と日常生活，移植後のスポーツ，移植後の食生活，
移植後の旅行

Key note
▶腎移植後の患者の受診は月1回程度と期待されますが，実際は移植直後は2週に
1回程度の受診が必要です。移植後数年が経過し安定した患者は，2カ月に1回
程度の受診となります。

▶透析生活では，体重・血圧管理などが必要ですが，移植では内服時間の徹底や発
熱などのトラブル時の適切な受診など透析とは別の知識も求められます。認知
機能の低下や自己管理が困難な患者は，家族の支援が不可欠です。

▶患者は移植後数年が経過して安定したら近隣の病院のフォローを希望します。
しかし，移植医師が外勤先で診察することはできても，検査の環境が整っていな
ければ，感染症対応や免疫抑制薬の血中濃度管理など，移植外来としての診察は
困難です。

▶透析による苦痛から解放され，精神的に楽になる方ばかりではありません。移植
腎の喪失への不安，移植後ドナーに対する気持ちなどから，ストレスを溜めやす
いのです。

▶移植後は，免疫抑制薬の血中濃度や腎生検，感染症に対する治療がなされます。
移植腎の機能廃絶後も，移植腎が残存する限り移植施設への受診は生涯必要と
なります。

1 はじめに

　腎移植を選択した理由が「血液透析や腹膜透析は自己管理が大変だから」という患
者の場合は，大変な思いをすることになるでしょう。

　腎移植手術後は，移植腎を大切にしながら普通の生活を取り戻していきます。移植
後は，定時での内服，体重・血圧・体温などの測定，定期的な尿量測定が必要となりま

す。特に内服については血中濃度を一定に保つ必要があるため，アラーム機能などを使用し，同じ時間に内服することを入院中から行います。薬の内服が不規則となると，拒絶反応が出現します。

2 術後経過別の様子（図1）

2-1 手術直後～退院まで

手術直後は一般的な外科の手術同様，バイタルサインの変動を注視し，後出血の早期発見をすることのほかに，感染のリスクを抑える環境を維持します。

脳死提供下の腎移植や生体腎移植の場合は，すぐに排尿がみられることが多く，点滴の量を尿量に合わせて設定するなど，免疫抑制薬の量を細かく管理します。尿量が少ない場合は，尿量や腎機能のデータが改善するまで透析を行います。

心停止下での移植の場合は，1週間前後から4週間程度透析が続くことになり，一番不安が大きく大変な時期と言えます。腎臓の血流を確認し，連日採血があります。

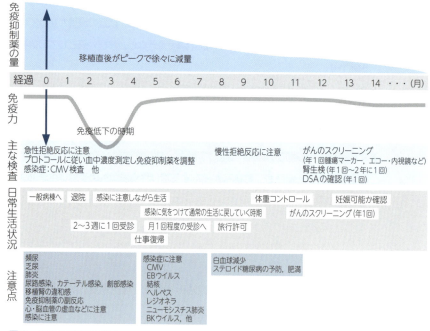

図1　術後経過別の様子

CMV：サイトメガロウイルス，DSA：donor specific antibody

膀胱の容量が低下している場合や自尿が1日100mL程度の場合，透析導入後10年以上経過している献腎移植の患者の場合は，頻回な排尿（術後1カ月経過しても30分おきに排尿）のため，トイレに悩まされる生活になります。IN-OUTのバランスが保てること，感染が疑われる症状やデータがないこと，免疫抑制薬が内服でコントロール可能となったことを確認し，退院となります。

2-2 退院から移植後3〜4カ月

免疫抑制薬が減量されるまでは，感染症や副作用が出やすいことがあり，週1回から2週間ごとの通院が必要となります。決められた時間での内服は，習慣化するまでは飲み忘れなどがあるため注意が必要です。術後4カ月以降ぐらいより仕事復帰は可能ですが，拒絶反応やサイトメガロウイルスなどの感染症が起こった場合，一時的に尿量が低下した場合などは，精査のために入院が必要となることもあります。

2-3 移植後4カ月以降

1年に1回，ドナー特異的抗体（donor specific antibody；DSA）採血や腎生検などで拒絶反応の徴候がないか確認します。感染症リスクは低下しますが，人混みを避けるなどの感染対策が必要です。

また，免疫抑制薬の影響で悪性腫瘍のリスクが高くなると言われています。年に1回は内視鏡検査やCT，腹部エコー，婦人科検診（乳癌・子宮癌），腫瘍マーカー，尿細胞診などの悪性腫瘍のスクリーニングを行います。

透析時代のコミュニティの喪失や透析支援の中止から，環境の変化に適応困難となったり，家族や社会から「健常者」としての役割を求められることでのプレッシャーが生じたり，ドナーに対する申し訳ないという気持ちや移植腎の喪失の不安などから，心理カウンセラーを利用する患者がいます。

3 腎移植後の生活上の注意

3-1 スポーツ

手術後，散歩などの軽い運動はすぐに行うことができます。3〜4カ月頃から体力をつけた上で，身体を本格的に動かしていきます。移植腎がダメージを受ける競技は避けたほうがよいとされていますが，軽いジョギング，テニス，ゴルフ，水泳など，一

3 腎移植後の生活　**101**

般的に透析患者が行っている競技に関しては継続することができます。

3-2 食事

　ステロイドの内服や透析生活からの解放，外食が増えるなどの食生活の変化から，体重増加がみられるケースがあるため，管理栄養士との面談を2～3カ月に1回ペースで行い，塩分やエネルギー摂取やBMI計算や腹囲測定，体成分，皮下脂肪の厚さを測定し，必要時運動を促し，いわゆる生活習慣病にならないように定期的に指導が行われます。

3-3 旅行

　旅行先にもよりますが，免疫機能が回復する8カ月以降をお勧めします。銭湯や温泉などは，レジオネラ感染などのリスクがあります。感染症が流行している地域や，水質汚染があるなど一般的な観光客でも病気に感染しやすい地域への旅行は，慎重に行うべきです。

3-4 緊急時，トラブル時の対応

　発熱や尿量の低下，体重の変動など，移植後のトラブルは移植外来に相談します。近隣の一般病院では「移植患者さんは，対応が困難です」と断られるため，移植施設から遠方の患者には，電話相談や電話診療などで対応するケースがあります。骨折や歯科の治療などを断られるケースもあるため，近隣施設への受診では紹介状などの持参が必要です。

　また，災害発生時は免疫抑制薬が入手困難となる場合があるため，2週間程度の内服薬を備蓄し，お薬手帳を必ず携帯して避難することを指導します。避難所などの環境下では，感染予防対策が必要です。

4 妊娠希望がある場合

　腎移植をすれば，すぐに妊娠可能となるわけではありません。妊孕性（妊娠するための力）は，腎不全が改善したら正常に機能すると言われていますが，既に無月経や性欲減退があるケースがあります。一方で，移植前は排卵障害や無月経があったが移植後早期に回復し，予定外の妊娠をしてしまったというケースもあります。腎移植後1年

程度は，感染のリスクが高く，免疫機能が安定していないことや，妊婦にとり禁忌となる薬があることから妊娠は計画的に行う必要があります。

　男性の場合は，女性の場合と異なり避妊期間などは設けていませんが，免疫抑制薬がテストステロン産生を阻害し，精子形成を阻害するという報告があり，妊娠希望がある場合は早急に医師に相談する必要があります。

　療法選択外来の場で，妊娠希望がある場合は移植後すぐに妊娠できないことなどを情報提供し，早めに不妊外来や腎臓内科医師に相談するように伝えます。

腎移植後の生活の説明のポイント

- ▶移植後は，内服を自己判断で調整したり，中断したりできません。また，生涯免疫抑制薬を内服します。
- ▶仕事復帰や通常の生活に戻るまでには，個人差はありますが半年前後かかります。
- ▶移植後は移植施設への通院が必要となります。

> **事例コラム**
>
> ### 移植腎廃絶時に療法選択支援を行った事例
>
> 40歳代男性，原疾患は巣状糸球体硬化症(focal segmental glomerulosclerosis；FSGS)，20歳代で透析導入後，献腎移植登録。待機期間18年で献腎移植を施行。FSGSは腎移植後に再発率の高い疾患であることを説明した上で，腎移植を行いました。移植術後の経過は良好でしたが，移植後2年でFSGSの再発がみられ，加療しましたが5年で透析再導入となりました。腎移植による体調改善の期間は短く，入退院も必要となりましたが，「大好きなシュノーケリングやテニスを，息子や職場の仲間とできたし，海辺でアウトドアを楽しんだり，透析の時間を気にせずバイクで旅行したりすることができた。充実して幸せだったよ」と話されていました。移植前からサーフィンやテニスを行う習慣があり，術後半年ぐらいからスポーツに取り組むことができました。
>
> 移植後透析再導入に対する療法選択支援外来において，腎移植に関しては再登録を行うこともできましたが，再発などのリスクを考え，担当医師と相談して登録はしない方針としていました。移植後5年で透析再導入となりましたが，最初に透析を導入した18年前とは透析の情報も大きく異なるため，療法選択支援外来にて，最新の透析や腹膜透析，在宅血液透析，夜間血液透析に関する情報提供を行いました。

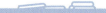

参考文献

- 渡井至彦，他監：腎移植後の症状・合併症．LIFE LONG．Vol.1
  [https://www.drs-net.novartis.co.jp/siteassets/dr/05medical_tool/information/transplanting_immunity/pdf/cer_lifelong_01_202103_rev.pdf]
- 今井直彦，編：腎臓内科医のための腎移植の診かた．中外医学社，2015．
- 中外製薬：GIFT OF LIFE　いのちの贈りもの．
  [https://jin-ishoku.jp/]
- 吉田一成，他編：腎移植とくすり．バリュープロモーション，2020．
- 小林清香：腎臓移植患者の心理．Mod Physician．2013；33(9)：1105-8．

5章 腎移植について伝えたいこと
4

腎移植医療に必要な経済的知識

足立亜由美, 安田多美子

Key word　腎移植医療費, 医療費の比較, 血液透析と腎移植

Key note
▶腎代替療法選択支援外来に来院する患者, または透析患者は, 仕事を継続することへの不安などがあります。
▶患者は「腎移植が高額な医療である」というイメージを理由に, 腎移植を選択しないことがあります。
▶腎代替療法選択支援外来では, 一部自己負担があるものの, 血液透析 (HD) や腹膜透析 (PD) のように公費支援があることを伝える必要があります。

はじめに

　日本で手術を実施した場合は, 献腎移植, 生体腎移植ともに保険適用になり, 身体障害者制度, 特定疾病療養制度, 自立支援制度などを利用することが可能です。移植医療と聞くと, 数百万円かかると誤解していることがあります。透析医療は年間約480万円の医療費がかかるとされ, 一方, 生体腎移植と献腎移植では多少の差はありますが初年度は約800万円, その後は年間約150万円の費用となります。そのため, 海外などで医療費が自費である地域では, 腎移植が推奨される傾向にあります。日本では, 透析医療が公費で支えられているため, 医療費の自己負担は軽減されますが, 社会が負担する医療費は, 約2年4カ月で透析治療が腎移植の費用を上回ります (図1)[1]。

　移植後に透析を離脱できた場合, 安定した就労や長期透析による合併症の出現を抑えることができるなどのメリットがあり, 結果, 医療費の削減になることが期待できます。支援する立場としても, 移植を推進する流れとなっています。

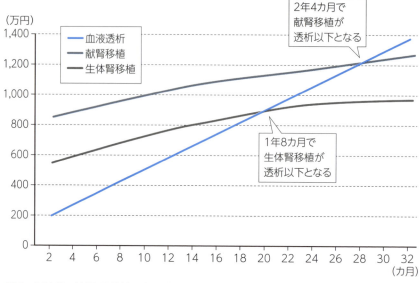

図1　医療費の比較：腎移植と血液透析　　　　　　　　　　（文献1より改変引用）

2 生体腎移植の医療費

2-1 生体腎移植レシピエントの医療費

　生体腎移植外来では，医療事務のスタッフが初期の段階で医療費の説明を行います。生体腎移植は，透析医療と同様，医療費を削減することができます。しかし，地域や収入によって削減額も変わること，一部自己負担が生じる検査や，入院時の差額ベッド代，食事代は自己負担となります。身体障害者1級を申請していない透析未導入の場合は，身体障害者3・4級，更生医療を申請し，移植後速やかに身体障害者1級を申請します[2]（図2）。

2-2 生体腎移植ドナーの医療費

　ドナー候補者は，ドナー候補となった時点で，レシピエントの健康保険で医療費がまかなわれますが，何らかの理由で移植手術に至らなかった場合は自己負担となります。腎提供後のドナーの退院後の外来通院や入院などの治療費は，ドナー本人の健康保険で支払います。

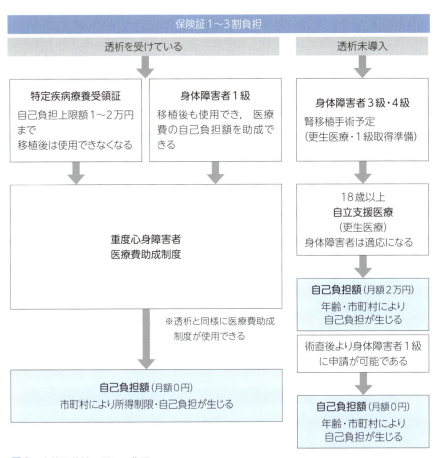

図2 生体腎移植に関わる費用

3 献腎移植の医療費

3-1 献腎移植登録

　献腎移植登録費用として臓器移植ネットワークに支払う料金は，新規登録が30,000円，更新費用5,000円，移植後のコーディネート経費100,000円となります。コーディネート経費は，移植後一定の期間内に移植腎が機能しなかった場合，支払いは免除となります。生活保護や住民税非課税世帯は，臓器移植ネットワークに支払う費用は免除される制度があります。

　腎移植はレシピエント選出の特徴から，小児を除きおおよそ近隣の都道府県からの

提供となります。臓器搬送費用の実費は，シッピングチーム派遣費と臓器運搬費用として，患者自身に請求されますが，療養費払いとなるため，後日，一部返納されます。

HLA抗体検査費用は施設ごとに大きく異なり，都道府県によっては助成制度があるため，事前に問い合わせが必要です。また，生活保護世帯の方には，あらかじめ担当するケースワーカーに検査の目的や料金を説明するように声をかけています。

3-2 献腎移植手術の医療費

手術時の医療費は保険適用となり，身体障害者制度も使用できます。移植後に排尿がみられるまでの期間は患者により様々で，術直後から排尿がある場合は3週間前後で退院できることもありますが，約1カ月経過して利尿期が訪れる方もいるため，入院期間の予測は不可能です。移植手術時にある程度余裕をもって医療費が用意できるよう，登録時から声がけをしています。

年金受給資格のある患者は，移植前は障害年金を受給していたケースが多いのですが，腎移植手術を行って徐々に腎機能が安定してきたら，障害年金は減額または支給停止になる場合があります。障害年金が生活費の一部となっている場合は，注意が必要となります。

移植医療の費用についての説明ポイント

▶腎移植患者は身体障害者1級の申請が可能です。

▶医療費は，助成されるものがありますが，一部自己負担が生じるものもあります。

▶身体障害者年金は，減額されたり支給が止まったりすることがあります。

---

4 小児（18歳未満）の腎移植

医療費の制度が変革しており，自治体によって自己負担や制度が異なるため，本項では詳述しませんが，18歳未満の方の場合は健康保険を使用した上で腎疾患に対して使用できる，「小児慢性特定疾病医療費助成制度」「自立支援医療（育成医療）」「乳幼児医療費助成制度（疾患を問わず適用）」「重度心身障害者医療費助成制度（身体障害者手帳が必要）」などにより，医療費の削減が可能となります。

事例コラム

治療費に対する不安から移植を辞退した事例

55歳女性。献腎移植登録を行ってから17年が経過し，「腎移植のレシピエント候補になりました」と病院から連絡がありました。待機中に脳梗塞になり，軽度右半身麻痺があるため仕事を退職，さらに高齢の母親の介護を自宅で行っていました。

腎移植登録更新外来でも「腎移植のときは，どれぐらい費用がかかりますか？」と質問があり，入院期間にもよるが，個室の差額代と食事費用が生じることを説明しました。現在，生活をしていくことで精一杯であり，自分が入院すると母親も施設に入所させなければならないなど，さらに費用がかかることが予想されました。患者さんはレシピエント候補の連絡をした医師に，腎移植治療でおおよそ入院費がどれぐらいかかるかを再度聞きましたが，「入院期間が人それぞれのため，予想は難しい」と返答されました。「母親の介護問題もあり，治療費に対する不安もある」ということで移植を辞退されました。

更新外来でも医療費の相談などがあります。具体的な入院費用は提示できないのが現状ではありますが，長期透析で休職している状況となると，医療費に対する不安があるのは当然と思います。移植待機しているレシピエントへの電話連絡時に，医療費に対する不安で辞退となることは大変残念です。医療費などの相談，支払いが困難なときの対応などは，あらかじめ相談できる環境が必要であると考えさせられました。

文 献

1) 仲谷達也，他：各臓器移植分野における医療経済 腎臓移植の医療経済移植．2009；44(1)：18-25．

2) 中外製薬：Gift of Life いのちの贈りもの．p22．
   [https://jin-ishoku.jp/index.html]

参考文献

▶ 日本臓器移植ネットワーク：臓器移植をお考えの方へ【腎臓移植の新規登録についてのご案内】．2022，
  p6-7．
  [https://www.jotnw.or.jp/files/page/transplant/wish/doc/considertransplant_kidney.pdf]

▶ 中外製薬：Gift of Life いのちの贈りもの．p21-5．
  [https://jin-ishoku.jp/index.html]

▶ ノバルティスファーマー：献腎移植を待っている方へ．2018，p21．
  [https://www.drs-net.novartis.co.jp/siteassets/dr/05medical_tool/information/
  transplanting_immunity/pdf/cer_donation_201811_rev.pdf]

▶ ノバルティスファーマー：移植腎を長く維持するために．LIFE LONG 5．2018，p4．
  [https://www.drs-net.novartis.co.jp/siteassets/dr/05medical_tool/information/
  transplanting_immunity/pdf/cer_lifelong_05_201806_rev.pdf] 2023年9月1日閲覧

▶ 厚生労働省：国民年金・厚生年金保険障害認定基準の一部改正について［国民年金法］．年管発0331第1
  号平成27年3月31日．
  [https://www.mhlw.go.jp/web/t_doc?dataId=00tc0903&dataType=1&pageNo=4]

▶ 厚生労働省：第1回 腎疾患対策検討会 腎疾患を取り巻く現状について．
  [https://www.mhlw.go.jp/shingi/2007/10/dl/s1001-12b.pdf]

6章

療法選択支援外来から明るい未来を！

6章 療法選択支援外来から明るい未来を！

1

夢を叶える方法を伝える（仕事，旅行，趣味）

奥山正仁，安田多美子

Key word | 職探し，ライフワーク

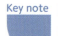

Key note
▶仕事と透析治療の両立は難しいですが，それを望む患者への情報提供が大事です。
▶目標をもてる療法選択の提供に努めます。

1 はじめに

　求職時に透析治療を行っている場合には，就職が難しいことがあります。1つは勤務を行う上で時間的・身体的制約を受けやすいためで，これは透析医療現場に従事する方なら容易に想像できるでしょう。ほかにも，健康保険を考えると透析患者には大きな医療費用がかかるため，それを負担する保険者もためらうことにもなります。

　透析治療には，1カ月で40～60万円〔血液透析（HD），腹膜透析（PD）ともに〕かかります。そのため，同じ健康保険料でも，健常者と比較して多くの医療費がかかるのです。企業の健保組合の反対がある場合や自社で健保組合があるような企業では，採用が難しい傾向があるようです。一方で，透析患者を採用すると障害者雇用に貢献しているということで，企業自体が評価されることにもなります。透析患者が就職することは大いに望ましいことであり，最初からあきらめてはいけません。

　腎代替療法選択支援外来では，患者が仕事と透析治療を両立できるよう，また，旅行や趣味などの夢を叶えられるよう，情報提供などの支援を行います。本項では，当施設で提供している情報の一部を紹介します。

2 職探しについて

2-1 どこで仕事を探すのか——メリットとデメリット

障害者雇用就職サイト

最近では専門の就職サイトがあり，より探しやすくなってきています。

ハローワーク

メリット：障害者雇用や透析患者受け入れ実績のある企業への紹介が可能です。

デメリット：ゆっくり相談する時間をとることは，困難のようです。求人情報に透析をしている人の受け入れ可否について記入されていないため，履歴書などの書類が無駄になったケースもありました。

就職サイト

メリット：企業は有料で求人広告を出しており，企業の採用情報が多く掲載されています。求人情報に障害者雇用の有無が掲載されています。

デメリット：透析をしている人の採用は，問い合わせないとわかりません。

障害者雇用センター

メリット：埼玉県では各医療圏に障害者就業・支援センターがあり，専門員による支援が受けられます。

デメリット：登録雇用主が少なく，なかなか雇用に至るまでは難しいようです。

3 各療法の選択肢と仕事を考える

3-1 血液透析（HD）

HDは，時間的拘束が問題となります。

夜間透析（夕方～夜：17～22時頃）

2007年度の診療報酬改定で，夜間加算の減算などにより夜間透析を行う施設が減少しました。埼玉県の場合には，各主要駅に1施設ほどへと減少し，日中の2クールで透析を行っている施設が多くなってきています。

オーバーナイト透析（6時間以上か，日をまたいで行う）

仕事をする上での影響はほぼないと思われますが，オーバーナイト透析を行っている施設は少なく，地域的な格差があります。

1 夢を叶える方法を伝える（仕事，旅行，趣味） **113**

日中の透析

仕事の調整が必要で，会社の理解が重要となります。

> **HDの説明のポイント**
>
> ▶夜間透析などを利用し，透析に仕事を合わせていくことが必要となります。
>
> ▶日中の透析の場合，会社と相談して透析後の出勤や時差出退勤などの調整が必要です。

3-2 腹膜透析 (PD)：特に自動腹膜透析 (APD) について

夜間腹膜透析 (NPD)

夜間自動的に透析液を交換し，朝に排液で終了します。日中の液交換は必要ありません。

➡仕事への影響は少ないです。

連続周期的腹膜透析 (CCPD)

夜間自動的に透析液を交換し，最終注液ありで日中に排液します。

➡仕事中に排液をすることになります。仕事に影響がないよう，休憩時間などに排液・注液をするなどの調整が必要です。また，排液する場所を職場で確保することが必要です。

イコデキストリンを用いたAPD (E-APD)

夜間自動的に透析液を交換し，最終注液にイコデキストリン (浸透圧物質) を使用します。

➡除水量が多い場合には，夕方に排液することもあります。特に電車通勤などの場合は，帰宅時にはおなかの中に入っている注液量＋除水量の液量の増加により，座席に座るとおなかが苦しくなることがあります。そのため，注液量と除水量の重さも考えて注液量の調整をしなければなりません。

> ## PDの説明のポイント
> ▶在宅での治療であるため，仕事との両立が可能であり，時間的制約が少なくなります。
> ▶特に，APDを使用したCCPD・NPD・E-APDなどのモードで行うPDだけでなく，連続携行式腹膜透析（CAPD）であっても，注・排液の時間と場所の確保が可能であれば両立が可能です。
> ▶ただし，夜間だけの治療では透析不足が否めないため，説明時にはCCPD・E-APDも必要となることを説明する必要があります。

3-3 在宅血液透析

メリット

- 時間的制約が少ないです。ただし，介助者が必ず必要です（日本透析医会『在宅血液透析管理マニュアル（改訂版）』にある必須項目）。
- 透析施設への3回/週の通院の必要がなくなります。ただし，月に1回内服薬・透析使用薬の処方や定期検査を受ける，などのための通院は必要となります。
- 貧血の改善などがあります。

デメリット

- 介助者（18歳以上，配偶者または親・きょうだい・子ども）が必要です。介助者との時間調整が必要となります。
- 透析装置の操作（プライミング，透析開始，回収，洗浄など）が必要です。
- 光熱費の増加（電気，水道）→導入前の約2倍かかります。
- 自己穿刺の不安があります。

> ## 在宅血液透析の説明のポイント
> ▶当施設では，第一選択としての説明はしていません。透析導入時には，透析に慣れることや透析の知識などを得るためにも，施設HDやPDを第一選択としています。
> ▶PDのみの場合はあまりなく，残腎機能が低下しているためPD＋HDハイブリッド透析を経てHDへの移行となるため，トレーニング期間の短縮などが可能となります。

1 夢を叶える方法を伝える（仕事，旅行，趣味） **115**

4 ライフワークの希望を叶える

4-1 旅行は積極的に推奨しよう

透析を導入したことで，引きこもりとなるケースが多く見受けられます。そのため，気分転換することや家族との絆を深めること，透析を継続していく励みなど，旅行を実現することは精神面を維持するための目標となります。急な旅行の場合（葬祭の場合など）への対応も可能です。

日本国内の旅行は，透析施設がある場所ならば可能です。PDでは，現地ホテルまでPD液を宅配で手配できます。また，APDの手配も可能です。APDや接続機器に関しては多くの場合レンタルでの貸し出しとなり，レンタル料が発生します。事前に各メーカーに問い合わせ，確認することが必要です。多くの場合，旅行中はCAPDで対応するなど治療内容の一時的な変更も主治医との相談で可能となります。

旅行中の食事に関しての説明では，制限はあまりしないようにしています（本来は塩分・カリウム・リン制限などが必要です）。日頃制限していることのストレス発散効果や，生きがいを感じてほしいと考えるからです。透析は継続する治療のため，長く継続できるように時には制限をなくし，解放することも必要であると思います。

ただし，普段制限せず，体液過剰で週頭に10%以上の体重増加がみられる，カリウムの値が定期採血でも6mEq/L以上であるなど，コントロール不良な患者の場合には制限をして，いつも以上に体重増加などに注意するよう説明する必要があります。

4-2 趣味を叶えよう

どんなスポーツも可能であり，制限はありません。ただし，シャントがある場合には，バレーボールは避けるよう指導します（シャント閉塞・破裂などトラブルが生じる可能性が高いため）。PDの場合には問題ありません。

透析を理由に趣味の継続断念はせず，できる範囲で継続していくように説明します。

4-3 結婚・出産に制限なし

結婚に関して制限はありません。ただし，透析のことを理解してもらう必要はあります。

出産に関しても制限はしていません。妊娠時には，維持透析3〜5回/週などの調整が必要となります。また，遠方の維持透析施設では，通院が困難となることがありま

す。通院のための送迎も必要となるでしょう。また，出産後のことも考えていく必要があります。出産後の維持透析継続のために，生まれたお子さんを0歳から預けられる託児施設を見つけるなど，事前に行政窓口などに相談する必要があります。

5 おわりに

元気に過ごすためには透析治療をしっかり受けることが必須であり，そのためには日常生活と透析医療がしっかりリンクされていることが重要です。身近な取り組みに目標をもたせることで，透析患者のライフワークを充実させる方向に進んでいくプロセスが重要であり，医療者側はそのことを念頭に置いて取り組む必要があります。

参考文献

▶ アニタ・W・オトゥール，他編：ペプロウ看護論—看護実践における対人関係理論．池田明子，他訳．医学書院，1996．
▶ 城ヶ端初子：誰でもわかる看護理論．サイオ出版，第1版，2015．

6章 療法選択支援外来から明るい未来を！

2

透析への不安がある患者への対応

佐伯聡美，小林清香

Key word | 不安，精神看護，サイコネフロロジー，SDM

Key note
- ▶不安は「ストレスに反応して生み出される行動の賦活剤」です。
- ▶日本の透析医療は世界トップレベルであり，多種多様な医療と看護の提供が可能です。
- ▶「腎代替療法選択支援外来（以下，療法選択外来）」＝「あなたのこと，教えて下さい外来」
- ▶性格を考慮し，不安の発生段階を探ります。
- ▶患者は「為（な）す術（すべ）を知る」，医療者は「為す術を伝える」。

1 はじめに──不安とは何か？

　不安を「ストレスに反応して生み出される行動の賦活剤」と定義した看護学者がいるのを，皆さんご存知でしょうか？ 米国の看護学者であり，1952年に『人間関係の看護論』を提唱した精神看護の母，Hildegard E. Peplauです（一度は聞いたことがあるはず！ ちなみに筆者の好きな看護学者です）。Peplauの理論は，人が互いに尊重し合い，互いに成長することを理論化した対人関係理論です。看護師の援助を明確にするために，実践に基づき人間関係構築のプロセスや不安の発生段階などを定義しています。

　患者（家族）のほとんどは，腎不全保存期として長年の病気回避・対処行動を既に実践している方々です。そのため，我々のもとに来るときには，腎不全治療自体に何らかの強いストレスを感じている状態です。不安により長年のストレス症状が賦活（作用を活発にする）された状態だとしたら，怒りや抑うつ的感情に苛まれ，正気ではいられなくとも不思議ではありません。皆さんは，その不安に耐えながら，透析を受け入れることはできるでしょうか？「たかが不安」ではなく「不安とは何か？」と考えることも，患者（家族）に寄り添うためには大切なことではないでしょうか？

2 マイナスイメージな透析患者像とサイコネフロロジーという領域

　本章のタイトルは「療法選択支援外来から明るい未来を！」ですが，このタイトルを患者が見たら「いやいや無理でしょ。だって透析だよ」と思う方もいると思います。一般的にイメージされる透析患者の生活像は，食事・飲水制限，就労制限（金銭問題），時間制限（趣味など）といった「透析＝制限」です。ほかにもボディイメージの変化，最も恐ろしいイメージは「透析＝合併症と死」です。既に腎不全治療自体に強いストレスを感じている患者（家族）にとっては，「明るい」「暗い」どころではなく，「絶望」に近い感覚です。

　今，日本の透析医療は世界のトップを走り，完成度の高い多種多様な医療と看護を提供できるようになってきました。また，近年「腎疾患の患者，家族およびその医療に関わる人たちの精神・心理・社会的課題を扱う学問領域」であるサイコネフロロジーも注目されてきています。だからこそ，医療者自身が「療法選択支援外来から明るい未来を！」と提唱し，腎代替療法選択自体を検討し続ける必要があると思います。

3 療法選択外来に初めて来るときの患者（家族）の印象

　筆者の経験上，患者（家族）は腎不全に対する強い不安を回避したい，もしくは理解したいとの必死な思いから，自分のニーズを無視して無理矢理情報の整理をしてしまう傾向にあります。その結果，「昔，家族（親戚）が透析のせいで早くに死んだらしい」「友人が透析患者で苦労している」「インターネットで調べて不安になった」といった"漠然とした透析への不安"や，「地獄に突き落とされた感じ」「ダメな人間だと言われたような気分」「もうおしまいだ……」などの"人生への絶望"を言葉にする患者（家族）が多いのではないかと感じています。

　そして，"危篤状態"であるかのような面持ちで療法選択外来に来ます（経験上，ほぼ全員がそうだと言っても過言ではありません）。さらに，患者の家族は「本人の希望通りにしてほしい」と言い，患者が必ず尋ねることは「（透析を）やらなかったら，どうなりますか？」です。もう「為す術がない」といった気持ちでいっぱいなのです。

2 透析への不安がある患者への対応　**119**

4 不安の中でも再度医療を受け入れるための手順

Peplauは「強い不安や恐怖状態に陥っている患者は，看護師に協力したり，共同したりして働くことができない」，不安は直接観察することはできないが「主観的な不快体験として感じ取ることができ，また軽減行動へのその転換は観察することができる」と言っています。要するに，不安は行動に表示された場合にのみ観察できるということです。

ここで，Peplauが説明している不安の発生する段階の順序（表1）[1]と，看護師の援助について紹介したいと思います。

この中で「看護師の援助」は，段階3から始まります。段階3で主観的な不安と軽減行動を結びつける援助をし，患者が段階4の行動をとりやすくします。そして，看護師は段階1へ立ち帰り，どのような期待を抱いていたのか，次に段階2での不安になる直前どうだったのか，期待がなぜ満たされなかったのかの理由を確認します。段階1〜4までを繰り返し，最後の段階5で期待がなぜ満たされなかったのかの理由を明確化していきます。この援助方法は非常に実用的で，腎代替療法のアプローチである共同意思決定（SDM）（☞1章「腎代替療法選択支援の在り方を考える」参照）とリンクする部分があると感じています。

表1　不安の発生する段階の順序

段階1	期待が抱かれ，心の中に広がっていく〈期待を抱く〉
段階2	それらの期待が満たされない〈反対の期待されなかったことの発生〉
段階3	不安と呼ばれる極度の不快感を体験する〈不安が主観的に感じられる〉
段階4	軽減行動を求め，用いる〈不安軽減と増大予防〉
段階5	軽減行動を正当化する

（文献1をもとに作成）

5 症状がないという不安

「症状がないからまだ元気」「どんな症状が出るの？」と言う患者は多いものです。様々なプロセスを経て一定の理解を示している患者でも，「しょうがないけど，本当に

治療が必要なの？」「わかっているけど，もう少し後でもいいんじゃない？」と言う患者は多いのです。腎不全医療の進歩も関係していますが，腎不全は症状を感じにくい上，特に腎機能低下がゆっくり進行している場合は，症状を自覚していないことがしばしばあります。症状として感じておらず，納得できないまま，しぶしぶ透析を開始することは，医療者への不信感にもつながります。医療者・患者（家族）間での認識の違いを，何度も是正していく作業が必ず必要になります。

6 「為す術」を知る

前述「3 療法選択外来に初めて来るときの患者（家族）の印象」で，「為す術がない」と表現しました。患者（家族）が未来を描けないのは「為す術がない」のではなく，「為す術を知らない」ためではないかと思います。そして，最も大切なことは医療者自身が「療法選択支援外来から明るい未来を！」と描ける術を備え，患者（家族）へ「為す術を伝える」ということです。

後述のコラムのSさんのように，どんな状況でも不安が解消され，納得できれば透析導入意欲は高まることもあるのです。医療者は「為す術を伝える」，そして患者は「為す術を知る」，そのことが患者の不安を軽減させ，未来を描く手助けになると思います。

透析への不安に対する説明のポイント

▶患者の不安の発生段階に合わせて説明します。

▶患者・家族は為す術がないと思い絶望しているため，為す術があることを伝えます。

文献

1) アニタW.オトゥール，他編：ペプロウ看護論―看護実践における対人関係理論．池田明子，他訳．医学書院，1996，p307-14.

参考文献

▶ 城ヶ端初子：誰でもわかる看護理論．サイオ出版，2015.

2 透析への不安がある患者への対応 **121**

事例コラム

自信をなくし，不安をたくさん抱えたSさんの事例

Sさん，70歳代男性，糖尿病腎症で倦怠感と下肢浮腫が増悪。

医師記録には「病識が薄く，理解に時間がかかる。自己管理が難しい印象」とあり，様々な課題を感じる患者でした。話を伺うと，やや他人事のような受け答えではありますが，大らかな性格のためではないかとも受け取れました。「あなたのことを，教えて下さい」というように話を伺いました。Sさんは「覚えが悪くて，よく間違える」「返事はするけど，難しくてよくわからなかった」と，治療を理解できなかった後悔や，できない自分に自信をなくし，不安を抱いていたことを話してくれました。

一方で，「だるいけど，寝れば元気になる」，下肢浮腫も「ずっとなんだよね」と腎機能低下の自覚症状としてとらえていませんでしたが，糖尿病腎症の概要やSさんの治療状況と現状が結びつけられるように伝えると，「実は1週間前から太ももが張って，睾丸もソフトボール大に膨れている。今，初めて話した」と，身体の違和感を症状として自覚しはじめました。内服薬や血圧測定，体重測定，透析の必要性を身体症状に結びつけて伝えました。そして症状と体重の確認表（図1）を作成して渡しました。両大腿部〜睾丸の浮腫に関しては医師へ報告をしました。

療法選択外来の13日後，Sさんは自ら症状の悪化を感じて臨時受診し，そのまま入院となりました。緊急入院したその日，右内頸静脈へカテーテルを挿入し透析導入になったにもかかわらず，私を見つけると確認表の用紙を出し，「毎日体重を量って書いた」「自分で，変だな？　早く受診したほうがよいかな？　と思えた。ありがとう」と，うれしそうに話してくれました。

体重測定毎日：夜　入浴前
※体重が1週間で5kg以上増加した
※睾丸が腫れた
※動いたときに，呼吸が苦しい
※寝ているときに，湿った咳が出る
※苦しくて上向きで寝ることができない
※風邪をひいた，下痢をした

病院へ受診すること

11/24	体重75.8kg	12/1	
11/25		12/2	
11/26		12/3	
11/27		12/4	
11/28		12/5	
11/29		12/6	
11/30		12/7	
		12/8	
		12/9	
		12/10	受診日

図1　症状と体重の確認表

6章 療法選択支援外来から明るい未来を！

3

知的障害のある患者への療法選択

佐伯聡美，小林清香

Key word　知的障害，発達段階程度，障害者施設，家族の人生，医療福祉の限界

Key note
- ▶知的障害者は，発達段階程度が同じでも理解度・認知度は人それぞれです。患者を理解し，適したアプローチ方法が重要になります。
- ▶"家族の本音"と向き合うと感じる，患者を取り巻く厳しい環境と長期的な医療や看護の提供の難しさは想像以上に深刻です。
- ▶「餅は餅屋」。作業所や施設スタッフの方々は，患者・家族と医療者の橋渡しの達人です。
- ▶知的障害者福祉医療の中に透析医療支援という策がない現状であり，それによる限界もあります。

1 はじめに──知的障害者の定義

　障害者といっても，精神障害，身体障害など様々ありますが，本項では知的障害のある方に焦点を当て，当施設で検討した事例をもとに紹介していきたいと思います。厚生労働省の知的障害児（者）基礎調査によると，「知的機能の障害が発達期（おおむね18歳まで）にあらわれ，日常生活に支障が生じているため，何らかの特別の援助を必要とする状態にあるもの」と定義されています。また，知的障害の程度や保健面・行動面についてもそれぞれの程度判断が示されています。

2 発達段階程度が同じでも理解度・認知度は人それぞれ

　患者の生活環境や社会背景も様々で，家族のサポートや障害者施設の方の介入がある場合があれば，高齢で認知機能低下のある親と同居し生活に困窮しているにもかかわらず，社会的サポートをまったく受けたことがない患者や家族もいらっしゃいます。

また，当施設で対応した知的障害のある方の平均年齢は20～40歳代，発達段階は4～5歳程度から境界域の知能までと様々で，比較的同じような発達段階程度の患者であっても，理解度・認知度は全員がまったく異なっていました。

ところが我々は，頭では「皆違う」とわかっていても，どこかで「知的障害」と一括りにし，個別性があることを忘れてしまっていることがあるのです。日頃から「個別性を考えた看護」を実践していても，知的障害に関する経験や知識が少ない我々には障害者の個別性がうまく汲み取れないため，非常に難しい課題となります。

そのために必要なことは，今まで患者・家族に関わってきた「多くの人とともに」，患者・家族を受け入れ「患者を理解し，適したアプローチ方法で支援していく」ことと，医療と看護の提供を「長期的に継続していく」計画を検討するということです。

3 療法選択支援外来に来る"家族の本音"

筆者の出会った患者の家族は非常に熱心で，医療者と関わりをもつことに積極的な方ばかりでしたが，印象に残ったある家族（患者の親）の言葉があります。

「自分たちは，この子よりも早く死ぬことになります。自分たちがいなくなった後，つらい透析をずっとさせることが逆にかわいそう……透析をせずに死んだほうが，この子の幸せのためではないでしょうか？」（当の患者は，その横で満面の笑みで真っすぐにこちらを見つめてきます）。

その両者を前に，正直，どう答えたら正解なのか悩むと同時に，患者を取り巻く厳しい環境や，長期的な医療や看護の提供の難しさを痛感した瞬間でした。

この患者は，障害者施設と10年来の関わりをもっており，透析導入後も将来を見据えて支援可能な状況でした。また，患者が施設の方を信頼しており，何より家族が「子どもは作業所が生きがいなんです。笑顔で作業所（施設）に通ってほしい」と言っていました。そこで筆者は「透析をしながら，作業所で笑顔の多い○○さんの人生を歩むのも悪くないと思う」と伝えました。家族は泣きながら「そうですよね，この子の人生ですもんね」と言っていましたが，選択肢が患者自身ではなく，親（家族）に託されてしまうつらさも感じました。この療法選択支援外来の対応が正解であったのか……本音を言えば，今でもわかりません。

家族が熱心な分，心身ともに疲労していたり，自責の念にかられていたりすることが多く，感情的になる場合があります。新しい医療提供によって家族の負担が増え，家

族関係に歪みが生じていることもめずらしくありません。家族は，我々の考えている以上の思いをもって来院することを念頭に，真摯に意見を傾聴しながら"家族の本音"と関わる必要があるのです。

> **事例コラム**
>
> **医療者の心配をよそに，比較的スムースに透析を受け入れたKさんの事例**
>
> 患者：Kさん，20歳代男性，ダウン症
> 発達段階：境界域の知能～軽度の知的障害
> 性格：自分ルールがたくさんある，兄が大好き（絶大の信頼）
> 家族：認知機能低下疑いの父親（80歳代），母親他界，兄（30歳代，健常者，家族思い）
>
> 他院より紹介受診した時点で，既に透析が必要な状態であったKさん。入院後，治療拒否をしていましたが，説得に応じてなんとかシャントを作製しました。これ以上の長期入院管理は困難と判断し，シャント作製後1週間程度で初穿刺，透析導入し早期退院の計画を立てました。そのため，透析室の環境に慣れてもらうことから始めました。理由として「穿刺＝痛い」と感じれば，必然的に「透析室＝怖い場所（透析拒否）」となる可能性があったためです。
>
> 病棟スタッフと，患者の特徴をふまえて統一した看護介入を開始，重要な話の際は患者が最も信頼している兄にも同席を依頼し，透析導入（初穿刺）初日を迎えました。どちらかというと，医療者のほうが「透析室＝怖い場所」にならないか不安でしたが，私たちの心配をよそに，Kさんは比較的スムースに透析を受け入れました。その大きな理由のひとつが「大好きな兄にそっくりな臨床工学技士がいるから」だったことには，スタッフ皆，鳩が豆鉄砲を食った表情になりましたが，透析を受け入れてくれたことに安堵しました。兄がサポート（日常生活，透析送迎など）することが決まり退院され，高齢の父親は社会的サポート支援を受けることとなりました。

3 知的障害のある患者への療法選択

4 餅は餅屋：作業所や通所施設スタッフの方々は患者・家族の専門家

　ある患者の療法選択支援外来で，作業所の看護師，施設長が同席してくれたことがありました。患者と家族，筆者の間で悩みそうなとき，作業所のスタッフの方たちは「こういう人がいると安心なんだよね？　こっちが得意かな？　これは苦手だね。この時間が好きな時間だよね。こんなふうに考えるとわかるね？」など，患者の発達段階に合わせた問いかけで，筆者の説明と患者の理解が結びつくように，橋渡しをしてくれたことがありました。その橋渡しで患者は「うん，いいです」「できます」「嫌です」など本人なりの理解で反応をしてくれました。その日の筆者は，作業所や通所施設スタッフの方々は「患者を理解し，適したアプローチ方法で支援している専門家なのだ」と，感動したのを覚えています。

　患者にとっての透析は，非常にストレスがかかる社会生活の場となります。前述のコラムのKさんのように“何がきっかけで受け入れてくれるのか”は，思いもよらぬほんの小さな出来事だったりする場合もあります。障害者の個別性を汲み取って対応することは我々には難しい課題であるため，我々はいつ何時「透析拒否，治療拒否」につながるか，戦々恐々としながら対応しています。

　作業所や施設スタッフの方々は，家族以外の他者との関わり，苦手なこと，好きなこと，得意なことなど，社会生活を送る患者を知っている方たちです。要は「餅は餅屋」なのです。大切なことは，今まで患者・家族に関わってきた「多くの人とともに」患者・家族を受け入れ，「患者を理解し，適したアプローチ方法で支援していく」こと，医療と看護の提供を「長期的に継続していく計画を検討していく」ことです。ぜひ，作業所や施設を利用している患者の場合は，療法選択時に施設スタッフの方々にも同席してもらうことをお勧めします。

5 家族の人生と支援の限界

　療法選択をする際の注意点のひとつは，家族にも人生があるということです。我々が話をする際には必ず，多職種様々な視点から社会福祉支援（サービス，金銭的支援，医療機関についてなど）の状況や家族の人生観など，可能な限りの確認をします。時には悩みや苦しみも話してくれますが，今後を考える余裕もなく透析導入へ進んでしまう場合があります。また，治療を受け入れた家族でも，治療が進むにつれて自責の念

や責任など複雑な心境になり，本音を言い出せない場合もあります。「退院後は兄がサポート」することで退院したコラムのKさんの兄は，自分の人生について，自ら発言することをしない方でした。もちろん我々も，兄（家族）にも人生があるのは理解していました。しかし，一方で，兄（家族）しか頼れない現状がありました。

　そこから見えてくるのは，知的障害者医療福祉の中に透析医療支援という策がない現状です。実際，各医療施設で対応していくほかない状況です。数々の患者対応をしている当施設ですが，非常に難しい課題のひとつだと感じています。医療・看護の研究会や学会をみると，今の透析医療は飛躍的に発展していますが，知的障害者と透析に関する分野については，症例数が少ないためか，対応が難しいためか不明ですが，透析医療の恩恵が十分に受けられるような進歩は感じられません。症例数が少なく対応が難しいからこそ，皆で話し合う場を設けてほしいのです。

　"家族の人生"のためにも，本書を機に知的障害者と透析について，様々な場所で多くの医療者に検討してもらえる機会が増えたらうれしいと思っています。

知的障害のある患者・家族支援のポイント

- ▶透析医療自体は進歩していますが，知的障害者の透析については，事例も多くないためか社会制度の整備もなかなか進んでいません。
- ▶現状，病院側も手探りであり，知的障害者も安心して治療継続可能な社会的な仕組みが必要です。

参考文献

▶ 厚生労働省：知的障害児（者）基礎調査：調査の結果．
[https://www.mhlw.go.jp/toukei/list/101-1c.html]

6章 療法選択支援外来から明るい未来を!

4

サイコネフロロジーと療法選択

小林清香, 佐伯聡美

Key word　サイコネフロロジー, 意思決定支援, 心理的支援

Key note
▶ サイコネフロロジーは腎疾患をもつ方の身体・心理・社会的な側面 (bio-psycho-social) を包括的に扱います。
▶ 腎代替療法選択期においては, サイコネフロロジーの視点に立った支援が求められます。

1　はじめに

　サイコネフロロジー (psycho-nephrology) は, 心理学 (psychology) と腎臓学 (nephrology) を合わせた言葉です。psychologyは人の心と行動を対象にする学問ですが, nephrologyと合わせた表現で, 腎疾患をもつ方の身体・心理・社会的な側面 (bio-psycho-social) を包括的に扱う医学の一領域を表します。

　サイコネフロロジーは, 腎臓疾患をもつ患者だけでなく, その家族, 医療者を対象とします。それぞれの心のありよう, その言動の背景にあるものに目を向け, 理解しようと努めながら, 支援を展開していく日常的な臨床活動とも言うことができます。

2　なぜ, 腎代替療法選択にサイコネフロロジーか

　サイコネフロロジーでは腎臓病をめぐる心理的・精神医学的課題を扱うため, 腎不全のどの病期にある人も関わりの対象になりえますが, 特に療法選択期に, サイコネフロロジーにフォーカスする必要はあるのでしょうか。

　身体疾患への心理的支援システムの展開の方略として, 次の2つがあります。

・コンサルテーションモデル：何か問題が生じた際にそれを解消するために支援資源を投入する。

- **リエゾンモデル**：心理的な問題が生じる可能性が高いタイミングで一律に支援を投入して，小さくても見落としたくない課題を見つけて早期に介入することで，大きな問題に発展することを予防する。

療法選択期は，このリエゾンモデルを発動する適切な時期です。なぜなら，療法選択期には，患者自身は受け入れがたい事実に直面して様々な葛藤が生じ，なおかつ時間的な制限もある中で意思決定を迫られるからです。治療選択をめぐって，患者と家族の価値観の違いや，それぞれの意向の対立が露わになりやすい時期でもあります。

この時期をうまく越えられるかが，その後の生活・人生にも大きく影響する，重要な局面でもあります。患者が若年でも高齢でも，単身でも子育て中でも，介護を必要とする状態でも，その人それぞれの人生の重要な選択を迫られます。

海外の報告に，腎代替療法を始めた方の5人に1人（21％）が，実はその選択を後悔している，というものがあります[1]。その方たちは，「家族や医療者の意向に沿う形で透析を選択してしまった」とも感じているようです。これは腎代替療法選択に関わる医療者にとっては，なかなかインパクトの大きいデータではないでしょうか。さらに，日本人は直接自分の意向を口にするのではなく，「空気を読んで」自分の言動を調整することが多く，また，医学的な意思決定に家族の意向を大きく影響させる傾向があります[2]。後悔する人を少しでも減らし，「自分で（家族や医療者と一緒に）決めた」と思える意思決定支援が求められます。

3 サイコネフロロジーの視点で患者と関わる

同じような身体状況，同じような生活状況であっても，心のありようは様々です。まだ，腎代替療法について話を聞く心の準備（レディネス）が整っていない方もいるかもしれません。医療・治療と生活をどう両立していけば，自分らしくいられるのか（価値観）を知りたい方もいるでしょう。これまでどう生きてきて，これからどう生きて，どう人生を終えていくかを考えている人もいるかもしれません（死生観）。家族の意向が患者の意思に大きく影響する人もいるでしょう（家族力動）。

サイコネフロロジーには定式があるわけではありません。今，この人はどのようなことを考え，何を整理することを必要としているのか。それを少しでも具体的に，誤解なく知るには，その人の気持ちや考えを一歩踏み込んで聞かせてもらうことが必要になります。

具体的には，対象となる患者の表情や発言から，言いたいのに言えないことや，言葉とは裏腹な気持ちがないかを観察します。今ここでのことだけでなく，今までどのように生活してきたか，これからについてどのような心配をし，何を希望しているのかを具体的に尋ねながら，その人の全体像を把握するように努めます。想像や憶測でその患者像をつくり上げずに，まずはきちんと聞いてみる，ということが大切です。

　また，サイコネフロロジーにおける包括的なアセスメントには，問題点だけではなく，その人の強みも含まれます。これまで困難をどう乗り越えてきたか，周囲の人とはどのように関係を築いてきたか，趣味やストレス発散法など感情をコントロールする術はどのようなものか，強みを理解しようとすることは，その人の力を尊重することにもつながります。これから先も，腎疾患とその治療の中で生じる心身への負荷への対処の可能性を測る上でも重要な点です。

4 療法選択支援を行う医療者にとってのサイコネフロロジー

　「この患者さんの身体的状況を考えると，この治療選択がよいのではないか」「この生活状況を鑑みると，この選択肢も可能なのではないか」。療法選択支援を行う上で，医療者は自分の専門職としての知識や経験知を最大限に生かして，その患者にとって最善の選択を支援したい，と思うでしょう。あるいは，患者の重要な選択に，自分との関わりが影響することに責任やプレッシャー，時に不安を感じることもあるかもしれません。医療者同士の考えが対立したり，倫理的な葛藤を感じたりする可能性もあります。

　医療者自身が，患者に関わっているときの自分の心の動きを，時には迷いや不安も含めて自覚することも，サイコネフロロジーの観点からはとても重要です。「この関わりでよかっただろうか」と疑問をもち，それを言葉にして周囲と共有できること，どのような関わりの選択肢があるかを話し合える土壌があることは，医療者自身が難しい局面に安定して向き合うために不可欠です。

　医療者が自分たちの葛藤に自覚的で，それに対するケアが行われること，そして「この患者さんのために」という医療者の気持ちだけで突き進むのではなく，その患者自身のニーズに対してどんな支援を展開しうるかを考えること。これらを適切に共存させるためにも，サイコネフロロジーの視点は大事です。

> **サイコネフロロジーに基づく対応のポイント**
> ▶患者の心の内を話してもらえるように問いかけ，一緒に考える場をつくりましょう。
> ▶同時に，医療者自身の葛藤にも自覚的であることが大切です。
> ▶ここでのていねいな関わりが，先々の後悔を減らすことにつながります。

5 まとめ

　サイコネフロロジーのpsychologyは，精神医療や臨床心理学の専門職である精神科医や公認心理師・臨床心理士だけの領域ではありません。医療者全員がnephrologyの領域で生じてくる心理的課題，精神医学的問題にアンテナを張っていることが大事であり，課題です。

　療法選択期に生じうる心理的課題を知識として知っておきながら，目の前にいる1人1人の患者，家族の様子をていねいに観察しながら関わる，その関わりの中で心の内を話してもらえるような問いかけを意識します。患者は医療者の問いかけに答えるために，自分の考えや気持ちに目を向け，少しずつ言葉にします。言葉にされた患者の考えが家族や医療者に伝わり，その考えを尊重しながら話し合う機会をもつことが，「自分で（家族や医療者と一緒に）療法選択をすることができた」，という後悔の少ない結果につながっていくのではないかと思います。

文献

1) Saeed F, et al：Dialysis regret：prevalence and correlates. Clin J Am Soc Nephrol. 2020；15(7)：957-63.

2) Arai N, et al：Psychosocial and ethical behaviors and attitudes of health care professionals in the clinical setting of living kidney donors：A qualitative study. Transplant Proc. 2022；54(7)：1750-8.

7章

年齢や合併症に合わせた療法選択支援

7章 年齢や合併症に合わせた療法選択支援

1

小児・思春期〜20歳代前半の方への療法選択支援

足立亜由美, 佐伯聡美

Key word 小児腎不全, 小児療法選択, 小児透析, 小児腎移植

Key note
▶ ライフステージにより, 抱えている悩みは異なります。
▶ 治療の方針などは, 年齢発達などを考慮したわかりやすい言葉で何度でも説明します。
▶ 説明後に, 理解しているかフィードバックをします。
▶ 必ず親子で話をする時間を設けます。
▶ 医療チームのスタッフで, 患者や家族の気持ちを共有します。
▶ 将来の夢を確認します。

1 はじめに

　小児期の児童と保護者に腎代替療法選択支援を行う前に, 必ず, 日本腎臓学会の『エビデンスに基づくCKD診療ガイドライン』と日本小児PD・HD研究会の小児向けマニュアルを参照することをお勧めします。

　慢性腎不全の小児に対する腎代替療法の選択支援では, 成長発達との関連を無視できません。0〜12歳の小児に関しては, 成長発達に応じた治療選択の説明ができ, また, 透析管理や移植を導入することが可能な施設に紹介することがあります。ただし, 遠方の施設に通院することが負担になったり, 学校への通学などとの兼ね合いで小児腎臓科がない施設で治療を受けなければならないこともあります。

　本項では, 当施設で過去に小児〜思春期から20歳代前半の方に行った, 腎代替療法選択支援外来 (以下, 療法選択外来) の実践を紹介します。

2 初対面での説明の工夫

　小児期の患者に対しては，わかりやすい資料を使用し，話の内容を理解できているかを何度も確認しながら，本人と家族に面談を行います．10歳代の児童は，自分の病気のことや将来についても理解したいと考えているので，ありのままの病状，将来起こりうる問題などを，医師・看護師・臨床心理士（可能な限り）が同席する中で説明します．

　初対面の小児では，クイズ形式で質問するなどしたコミュニケーションで緊張を和らげ，信頼関係を構築します．また，「透析」を「身体のゴミの掃除をする治療」と表現し，急性期などの説明は「腎臓が冬眠している状態で，一時的に仕事をサボってしまっている」など，わかりやすい言葉で何度も説明し，時間をおいて，再度内容を理解しているのか確認するという作業を行います（図1）．

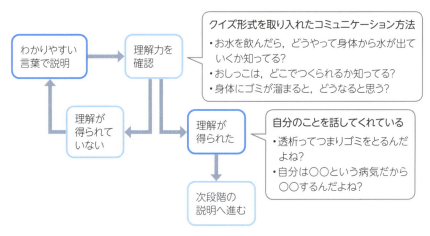

図1　わかりやすい言葉で何度も説明し，時間をおいて理解を確認する

> **コラム**
>
> **身体について学ぶ機会**
> 現在の教育カリキュラムでは，小学6年生で体循環について学び，中学2年生の理科で腎臓の働きについて学びます．また，命の授業などで，臓器移植についてのテーマで学ぶことも多くあります．

3 腎代替療法選択支援，本題の前に

3-1 今，そして将来大切なことはなんですか？

　ライフステージにより，就学，進学，将来的には就労，恋愛，結婚などの悩みがあります。また，自立の度合い，就学・就労に対する考え方，家庭の経済状況，家庭環境には個人差があります。

　中学・高校生になる児童は，就職に対する夢をもち，具体的に人生設計をしていく時期です。進学なのか，就職なのか，家族でも悩む中，スクールカウンセラーや臨床心理士などが介入して本人の気持ちを確認し，将来のイメージを描きやすいように腎代替療法選択の情報を提供します。

3-2 将来の夢，お勧めの職業は？

　成人の透析患者がどのように仕事と治療を両立しているかということを，療法選択外来で伝えることは大切です。若い患者の中には，将来透析になることを想定して仕事に就きましたと話す方もいます。

　転職などに強い仕事，勤務時間を調整できる仕事，気温の変化が少ない職場，予期せぬ受診や入院にも対応できそうな職場が理想的で，福利厚生が整った職場に勤めることがお勧めです。身体障害者1級が認定されるので，障害者枠での雇用も可能ですが，将来的に腎移植や透析しながらの仕事を目標にすることをお勧めしています。

4 小児期の腎代替療法の基本

　小児は，成長発達の段階に応じて，推奨する治療が異なります。幼い小児は血管発達が未熟であり，シャントを作製することがきわめて困難です。カフ型カテーテル（通称：長期留置カテーテル）は，製品自体も小児用は体格に見合ったものが少ないという問題と感染のリスクがあります。今後の透析人生が長くなることをふまえ，将来的に，シャント作製に用いる血管は大切に維持したいものです。

　さらに，通院や治療による時間の束縛，体外循環やシャント穿刺の痛みなどのリスクを避けて，時間的な制約が少なく，循環動態の安定した腹膜透析を行い，経過が安定したところで献腎移植の登録を行うか，生体腎移植を検討します。

　患者・家族を支える多職種チームが，療法選択の場でも支援を行います。特に，早期

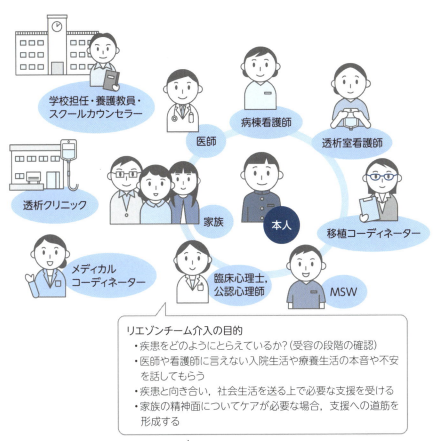

図2 多職種チームで腎代替療法の選択をサポート

からリエゾンチームが介入することは，治療の選択と継続に有効です（図2）。

4-1 血液透析について

　透析を導入する際は，麻酔薬の貼付剤などを使用して穿刺時の痛みを緩和させた状態にします。恐怖心が生じないよう，必ず穿刺者と介助者のスタッフ2名で，言葉がけをしながら行います。血液に対する恐怖心などがある場合は，コンソールが見えないよう工夫し，TVやDVD，タブレット端末などの遊具を使用できるよう配慮します。
　透析に慣れてきたら，維持透析施設を決定し，病気に対する受容や本人が抱えている不安点などを情報共有します。

4-2 腹膜透析について

　腹膜透析は，本人の腹腔内に注液する量を細かく設定できるので，腹膜透析患者の75％以上が自動腹膜透析（APD）で行っています。スポーツについては，水泳などの動きが激しいもの，怪我をしやすいものや脱水になりやすいものなどは，注意が必要となります。

　日本腎臓学会の『エビデンスに基づくCKD診療ガイドライン2009』の「小児CKD」の項によると，絶対的禁忌は「臍帯ヘルニア，胃破裂，膀胱外反症，横隔膜ヘルニア，腸管の損傷や腹膜の広範な癒着など」で，相対的禁忌は「多発性嚢胞腎（嚢胞か巨大な場合）やその他の腹腔内占拠病変，横隔膜交通症，人工肛門，腰椎障害，換気障害」であり，「患児に適切な介護者がいない場合も相対的な禁忌となる」との記載があります。上記禁忌事項に該当する場合でも，小児外科医と相談しながら検討する場合があります。

　学生の場合，保健室に常駐する養護教員の中には，透析室への見学実習を経験し，腹膜透析の知識がある方がいます。学校側から手技の見学などの要望が当施設にあった場合は，応じます。

4-3 腎移植について

　献腎移植の登録や生体腎移植を進めるにあたり，腎の確定診断がついていることが大切です。腎疾患自体が移植の適応ですが，成人同様に，重篤な心疾患や肝疾患，悪性腫瘍，活動性のある感染症のほか，下大腿静脈の欠損や閉塞は禁忌とされます。膀胱の機能不全などが原因で生じた腎機能障害の場合は，移植後も同様の経過をたどる可能性もあるため，腎臓内科医師，移植医師，泌尿器科医師の意見を聞いた上で，移植について考える必要があります。腎移植後，早い段階で透析再導入となり，小児期に2回目の腎移植を行うケースがあります。何度も腎移植ができるわけではないため，将来的に透析を行うことになります。

　療法選択外来では，家族は「私たちは腎移植一択です」と話す場合があります。移植をすれば学校に行ける，仕事もできると，移植に対する期待が過度となっていることがあります。それでも，移植も含め透析について説明をします。移植はすべてのゴールではなく，移植ができないことや，移植後すぐに透析になることもあるため，透析に対する理解と精神的な受け入れが大切です。親が「腎提供しか，子どもにしてやれることがない」と話すケースがありますが，「腎提供以外に，血液透析や腹膜透析となっても，家族が支えることで，幸せに暮らすことができます」と説明します。

また，家族間でドナー探しを行うことで，家族関係に影響を及ぼす可能性があります。「母親なのだから，ドナーになって当然だ」という，家族や親戚からのプレッシャーを感じたという事例もあります。ほかに，移植後に「臓器を移植したのだから，病気は治ったに違いない。自立するべきだ」などと精神的に追い詰められたという事例があるので，注意が必要です。「移植をしたので健康」というわけではありません。移植後も，末期腎不全の状態であり，透析の再導入への不安を抱えて生活をしていかなければなりません。そのため，精神的な支援は移植後も必要となります。

　献腎移植の場合，レシピエント選択基準で，未成年者は16歳未満で14点，16歳以上20歳未満で12点が加点されます。また，ドナーが20歳未満の場合は，選択時に20歳未満の場合を優先するというルールがあるため，登録して数カ月から1～2年でレシピエント候補となるケースもあります。

小児期腎代替療法についての説明のポイント

▶腎疾患を受容する過程に配慮し，本人や親の気持ちに寄り添い何度も説明をします。

▶心理職の介入を積極的に行い，必ず多職種でフィードバックします。

▶学校生活や将来の職業，夢などを見据えた内容を提供します。

▶腎移植を希望される場合であっても，PD，HDのいずれかを導入することも想定して説明します。

---

5 聞きたいけど聞きにくいこと

5-1 結婚・妊娠問題

　「将来，妊娠や出産はできますか？」「将来，結婚はできますか？」これらの質問は，主治医には相談しにくい問題であり，「妊娠できなかったら，本人がかわいそうだから聞けない」と感じる保護者もいますし，本人は「親のいる場所で，結婚とか妊娠とか話題にしにくい」と思っているケースがあります。療法選択の場では，医療従事者から将来に対する不安について尋ねたときに，聞きづらい内容であるパートナーなどについても，「パートナーとのことや妊娠について不安に思っていないですか？」とこちらからも話題を提供します。今は結婚のスタイルも様々ですが，腎不全の患者にとって応

1 小児・思春期～20歳代前半の方への療法選択支援　**139**

援してくれる人が存在することは大きな励みになります。現在パートナーが存在しないという方に対しても，病気に向き合って，直面する様々な問題を乗り越えてきた魅力的な患者はたくさんおり，療法選択支援外来の場面や，透析導入の指導の場面などに婚約者やパートナーを連れてくる方もおり，必要時には対応することをお伝えします。

妊娠に関しては，腎疾患によっては妊娠による全身への負担が大きくなることがあることや，禁忌の薬があること，妊娠することで腎機能が悪化して透析導入が早くなることもあるので，計画的な妊娠が望ましいと伝えます。無月経や不順となっているケースについては，早めに婦人科へ相談するようお勧めしています。

5-2 小児の医療費助成制度について

すべての自治体が子どもへの医療費助成制度を設けています。対象は生後から中学生までが多いですが，高校3年生まで対象を拡大する自治体が増えています（乳幼児のみが対象の自治体もあり）。市区町村によって制度名や助成内容，条件などが異なる場合がありますが，高額医療費制度，身体障害者手帳1級の手続き，特定疾患療養費，更生医療，自立支援医療（育成医療）などについての手続きを行います。

個々の生活環境は様々であり，我々の施設では，社会福祉相談室などが介入して，情報提供を行うようにしています。

5-3 障害者年金の受給について

成人の場合，障害者年金を受給する方もいますが，日本年金機構のホームページによると，20歳前に罹患して慢性腎不全と診断された場合でも，20歳以降は特定の条件を満たした場合は，受け取ることが可能であるとされています。

受給条件などは，各個人で異なってきますので，自身で全国の年金事務所や地域の年金相談センターの窓口に問い合わせをするようにお願いしています。

患者が聞きにくいことについての説明のポイント

▶ 医療費制度については，小児期以降の成人になった場合の医療費制度についても説明します。

▶ 妊娠，結婚に関する情報提供は，妊娠時・出産時に禁忌となる内服薬があるため，指導教育的な側面も含め積極的に行います。

事例コラム

療法選択支援外来未受診で，腎移植を行いたいと腎移植外来に来院した事例

20歳男性。末期腎不全で透析が必要であることを告げられ，療法選択外来に未受診の状態で，家族とともに腎移植を行いたいと相談のため来院されました。「腎移植しか息子を助けることができない。透析は考えていません」とドナー候補の母親は発言され，家族で思い詰めた表情をしていました。

そこで腎移植外来で療法選択外来を行い，血液透析（HD），腹膜透析（PD），腎移植について説明しました。「透析になっても，仕事をしたり，家族を養ったりすることもできるのですね」と，家族は安心できた様子でした。本人は，当初は「透析を導入する前に，なんとしても腎移植をしてほしい」という気持ちでしたが，「移植はまだ待つことができます」と気持ちの変化がありました。

ドナーの母親には腎結石，高血圧があり，検査に時間がかかることが予測されました。「透析を一度導入し，準備を整えて腎移植をしましょう」と医師から説明され，本人は納得しました。透析導入後，半年して腎移植を行いました。「血液透析は仕事との調整が難しいと感じましたが，恐怖心はなくなりました。再導入にならないように，母の腎臓を大切にしたい」と言い，自己管理ができ，安定した腎移植後の生活を送っています。

参考文献

- ▶ 日本腎臓学会，編：エビデンスに基づくCKD診療ガイドライン2023．東京医学社，2023．
- ▶ 日本小児PD・HD研究会：ガイドライン・勧告，マニュアル．
  [http://jsped.kenkyuukai.jp/special/?id=15084]
- ▶ 日本透析医学会：維持血液透析ガイドライン：血液透析導入．日透析医学会誌．2013；46(12)：1107-55．
- ▶ 日本透析医学会：ガイドライン・提言．
  [https://www.jsdt.or.jp/dialysis/2094.html]
- ▶ 服部元史：小児の維持血液透析導入．腎と透析．2014；76(5)：676-81．
- ▶ 日本腎臓学会，編：17 小児CKDの治療．エビデンスに基づくCKD診療ガイドライン2009．東京医学社，2009，p193-223．
  [https://jsn.or.jp/ckd/pdf/CKD17.pdf]
- ▶ 日本腎臓学会，他編：腎代替療法選択ガイド2020．ライフサイエンス出版，2020，p5，p59．
- ▶ 日本腎臓学会，他監：腎臓小児科医，腎臓内科医は患者の就学，就職，結婚・出産にどのように対応すべきか？ 思春期・青年期の患者のためのCKD診療ガイド．東京医学社，2016，p38．
  [https://cdn.jsn.or.jp/guideline/pdf/1095-1233.pdf]

7章 年齢や合併症に合わせた療法選択支援

2 妊娠予定，または妊娠中の患者に対する療法選択支援

足立亜由美，安田多美子

Key word　ハイリスク妊娠，妊婦

Key note
▶腎疾患のある患者が妊娠を希望，または継続したい場合，妊娠継続が母体と腎へ与える影響は，個々に異なります。妊娠を中止すべきか，継続可能かの判断は，医師による見解が不可欠です。
▶相談時に妊娠は不可能であっても，今後病態が寛解することで可能かどうかという点でも，確認と説明が必要です。
▶腎疾患のある患者が妊娠した場合，「妊娠が継続できるか」という点で支援します。
▶遺伝性疾患の透析患者が妊娠を希望する場合，遺伝子外来の介入が必要となります。
▶妊婦への投与が禁忌となる薬があることを説明する必要があります。

1 はじめに

　妊娠可能な慢性腎疾患の患者は，妊娠・出産に関して大きな不安と心配を抱えていると考えられます。当施設が「腎不全療法選択外来(腎代替療法選択支援外来)」(以下，療法選択外来)を開始した当初は，まだ透析患者が出産するということが認知されていませんでした。2007年に久保は「透析技術の進歩，栄養状態の改善，ESA製剤の出現などを考慮しても女性透析患者の妊娠率は2％にも満たない」[1]と，報告しています。健常な妊婦と比較して妊娠率は低く，流産，胎児・新生児死亡の頻度が高く，生児を得る確率は低いとされます。また，比較的安全と言われている腎移植後であっても，早産や低出生児，妊娠高血圧などの妊娠合併症のリスクは高いとされています。
　5学会が作成した，「2022年版　腎不全　治療選択とその治療法」では，妊娠について血液透析(HD)，腹膜透析(PD)に関しては「困難を伴う」と書かれており，腎移植に関しては「腎機能良好なら可能」と記載がされています。けれど，はたしてどのよう

な困難なのか，腎移植後どれぐらい期間を空けて妊娠が可能であろうか，という点については詳しい記載はされておらず，個々の施設の考え方に委ねられていることが見受けられます。

他の療法選択支援の冊子においては，リスクとともに「妊娠・出産が可能である」ことが記載されており，妊娠を積極的に希望する方や，妊娠継続を願う女性が増加している可能性があります。妊娠の可否に関しては，腎臓内科医師の見解が重要にはなりますが，その上で正しい情報提供の必要性があります。

2 療法選択外来までの事前準備，環境

患者が妊娠を希望する場合の相談方法とその流れを，図1に示します。

一般的な療法選択外来同様，プライバシーに配慮した環境であることや，カルテであらかじめ妊娠の希望，産婦人科の受診歴を確認しておきます。腎臓内科医師により妊娠を希望しているか否かを確認し，妊娠可能な疾患の症例であるかを確認します。

不妊治療中であったり，遺伝疾患や妊娠困難な病態の腎疾患であったりする場合，臨床心理士や不妊治療の認定師の同席を要請する，もしくは意見を聞いておく必要などがあります。療法選択外来のスタッフは，可能であれば同性であることが望ましいと考えます。

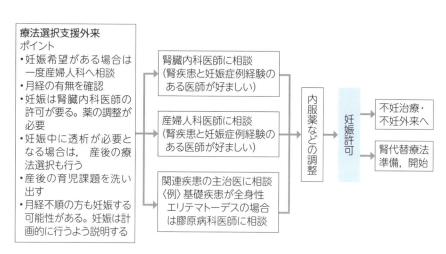

図1 妊娠希望時の相談方法とその流れ

また，必要時，婚約者などの同席のもとに療法選択外来を受けてもらうことがあります。その際には，事前に患者本人のみで療法選択外来を一度受診しておく必要があり，2回目の外来での参加を許可するようにしています。そして，「ご家族としての支援の在り方」という点での説明を行います。

3 妊娠に対する気持ちの確認と生殖機能の確認

　療法選択支援の場では，今後の人生設計を聞き，その際「妊娠について，どのように考えていますか？」と妊娠の希望について尋ねます。産婦人科医師による確認はされているか？　妊娠したい時期はいつなのか？（30歳代以上の女性の場合は，不妊治療は年齢との戦いになります）など本人の気持ちと，月経に関する情報などをカルテに記載します。また，妊娠についての医師の見解を，本人へ説明してもらえるよう腎臓内科医へ依頼し，産婦人科医への紹介状作成を依頼することもあります。

　未婚者や若年者が将来妊娠を希望する場合は，早い段階で産婦人科医へ相談に行き，排卵がされているかなどの一般的な検査や診察を受けることを勧めます。不妊治療を希望する場合では，受診の際に3カ月分の基礎体温などの記録があることが望ましいことを伝えます。ホルモンバランスの崩れや，月経不順などが生じていた場合，将来妊娠を希望する場合に障害となりそうなことは，早めに治療介入することが不妊治療には不可欠であることを伝えます。一方で，患者が「無月経なので妊娠しにくい」と自己判断し，避妊を行わずに望まない妊娠となることがありますので，注意喚起することも大切です。

　腎疾患の内服薬には胎児に禁忌となるものがあるため，妊娠は医師の許可が必要であることを説明します。必ず医師から詳しい話をしてもらうことを前提に，療法選択外来では，間違った知識により結婚や妊娠を完全にあきらめるということがないよう説明します。地域によっては，腎疾患のある患者や透析患者の妊娠・出産をサポートしている病院が少ない場合もあり，協力してくれることを確認してから妊娠することが大切であると伝えます。

　妊娠までは様々な問題がありますが，透析を行うようになっても妊娠・出産した事例があることを伝えます。一方で，腎臓の状態によっては，妊娠中に一時的にHDが必要となり，産後の状況によっては産後数年して腎代替療法が必要となる可能性があることも伝えます。

産後数年して腎代替療法が必要となった場合，PDかHDに慣れた頃，産後1年以上（状況による）経過しているのであれば，腎移植の検討なども可能になるということを伝えます。

4 透析と妊娠，産後

妊娠中の透析では，PDの方は，溶質除去や厳密な除水コントロールなどの観点から，HDに変更します。腎移植後は，およそ1年で免疫抑制薬の量が減量され，拒絶反応がないことや，蛋白尿がみられないなどの条件が整えば，妊娠の許可が出ます。

維持透析の患者はもとより，妊娠中期の後半から末期に，急遽透析が必要となるケースがあります。妊娠初期の場合ではシャント血管を造設することが可能ですが，後期になると長期留置カテーテルなどを挿入し，出産までHDを行います。

『腎疾患患者の妊娠：診療ガイドライン2017』で推奨されているBUN 50mg/dL未満，20時間/週以上を目標に，オンライン血液透析濾過（OHDF）やHD治療を行っていくため，十分血流の確保が可能なバスキュラーアクセスが必要となります。ドライウエイトの評価に関しては，X線は避けて，INBODYなどを目安に行い，毎回除水量を確認して行います。当院の場合は，産婦人科が早産や異常妊娠で入院を勧めない限りは，妊娠後期まで自宅近隣の透析クリニックと連携して頻回な透析を行い，予定週数で入院するケースもあります。

入院時は，透析時には分娩監視装置を装着してNSTでモニタリングし，心音の異常を確認しながら透析を行います。子宮収縮や胎児の下降の状況によっては，子宮収縮抑制薬を投与し，お産のタイミングを確認しながら，抗凝固薬なども変更していきます。おなかが大きな妊婦にとって3〜4時間の透析は腰部に負担となるため，本人と相談し，個室などの落ち着ける場所でリクライニング式のベッドを用意し，必要時に腰や脚のマッサージを行います。

お産が不安になってしまった妊婦には，過去に出産をした患者も同様に透析を頑張っていたことなどを話しながら，気持ちがリラックスできる環境をつくります。透析中にモニタリングするNSTの心音を聞き，胎動などを一緒に確認しながらアットホームな雰囲気を提供していきます。急な入院などで，ほかの妊婦との接点が少ない妊婦にとっては，お産の経験のある透析室のスタッフや子育て中のスタッフとの話はとても励みになるようで，楽しく透析室に来られるように支援しています。

> **妊娠についての説明のポイント**
>
> ▶ 妊娠についての情報提供は，医師の意見を確認した上で行います。
> ▶ 妊娠許可が出た場合で，本人が希望する場合は，必ず出産をサポートできる施設へと紹介するまで支援します。
> ▶ なぜ計画的な妊娠が必要であるか，理解しているかを確認します。
> ▶ 妊娠を希望しても，母体の健康を大きく損ねる場合は慎重に判断する必要があること，産後育てることまで考えて妊娠を希望できるように支援します。
> ▶ 医師に妊娠は厳しいと言われた場合の支援も行います。

5 出産後に課題となる育児支援

　無事に出産した後は，通常の妊婦と同様に約1週間で退院となります。新生児も早産などなく特に異常がみられない健児の場合は，母体とともに退院します。妊娠を機に透析が導入となった場合は，検査データを確認しながら透析治療を継続するケースがあります。維持透析を既に行っている患者であれば，週3回のHDやPDなどを，育児を行いながら継続することはイメージできるかもしれません。しかし，初めての育児に，初めての透析となると，なかなかイメージはつきにくいでしょう。

　新生児を預かる託児所や保育園，新生児に対応するベビーシッターを探すのに苦労します。認定の保育園が生後57日からの預かりとなっていますので，それまでの期間，透析時の新生児の世話のサポートをお願いする必要があります。パートナーがいる場合は，産後パパ育休などを利用することも検討します。

　「産後，どのように育児をしたいのか？」療法選択の場でも，望む育児を確認します。自宅で長い時間子どもと過ごしたいと願うのであれば，PDを勧めます。新生児を預ける場所もあり，その後も週3回の透析をサポートする支援者がいるのであれば，HDを勧めます。また，HDに慣れているのであれば，在宅HDをしながら，透析中も子どもの近くにいることができます。産後，透析の心配をせずに安定して旅行や育児などを経験したいと望むのであれば，生体腎移植を検討することも可能であることを説明します。

2 妊娠予定，または妊娠中の患者に対する療法選択支援　**147**

> **事例コラム**
>
> ### 療法選択支援がない時代の昔ばなし1：
> ### 妊娠したことで，腎疾患が増悪した事例
>
> 妊娠を機に透析を開始し，週3回透析でしたが，妊娠15週からは週5回透析に変更となりました。病院が遠いこともあり，幼い兄弟の育児と透析に対する負担を口にすることがありました。「妊娠したことで透析になってしまった」との発言の一方で，「妊娠したことはうれしく，赤ちゃんとの生活も楽しみです。透析をしているから産めるんだ，と理解しています」と発言し，安定した妊娠期を送ることができました。しかし，産後も透析の離脱は困難と判断されました。「透析中，赤ちゃんを預ける場所がない」という点が問題となり，急遽ボランティアで友人が支援しました。
> 問題点として，患者や家族は，妊娠と透析に対する受け入れはできていましたが，自身が退院後も透析を継続するということに対する準備が十分に行えていませんでした。妊娠後期に急いで自治体などに問い合わせを行いましたが，当時，新生児を預ける施設は存在せず，患者の友人や両親が仕事を休み，対応することとなりました。

> **事例コラム**
>
> ### 療法選択支援がない時代の昔ばなし2：
> ### 妊娠をあきらめたつらい過去のある事例
>
> 10歳代で透析を導入。その後結婚し，何度か妊娠しましたが，「透析患者は妊娠継続が困難です」と言われ，流産や人工中絶を行い妊娠は継続できませんでした。透析患者であっても出産できる病院がないか調べ，妊娠について相談しました。「やっと夢が実現します」と，夫婦にとって，念願の出産となりました。産後の透析中は，家族が子どもをみてくれて，透析と子育てを両立することができました。

事例コラム

療法選択支援外来後，妊娠・出産を叶えられた事例

30歳女性，IgA腎症。高校生のときに尿検査で異常を認め，その頃より両親とともに腎臓内科を受診しており，療法選択外来を受診しました。HD，PD，腎移植について説明を受け，1年後に結婚する予定で，婚約者には「透析にならないように，腎移植をするつもりである」と説明してあるとのことでした。

私たちは，腎移植の説明と同時に，腎移植後には透析再導入などがあることや，HD，PDについても説明を行いました。相談時は無月経であり，不妊相談をしていないとのことでしたので，妊娠希望があるようであれば基礎体温表を持参し，すぐに婦人科受診をするよう説明しました。

透析導入前の腎移植を計画していましたが，腎機能が急激に悪化し透析導入となりました。導入後，身体の状態も改善され，すぐに月経と排卵が確認されました。産婦人科医師より，移植後の経過次第では，すぐに妊娠することが困難な場合もあり，透析しながら出産した実績もあるため，移植せずに出産することが提案されました。

2カ月後，妊娠。週6回透析を行い，31週で出産しました。産後は，家族が育児を支援し，週3回HD。産後1年半後に生体腎移植を施行しましたが，慢性拒絶反応のため，4年で移植腎が廃絶し透析再導入となりました。透析再開し，3年後に第2子を希望され妊娠，30週で出産となりました。いずれも早産でしたが，NICUでの経過が順調で約1カ月半の入院で退院しています。

腎移植後は，合併症などがない症例でも，妊娠の許可が出るまでは約1年前後かかるとされています。IgA腎症のため，腎移植後数年での透析再導入となる確率が高いこと，さらに，移植後は拒絶反応がみられ，数年にわたり妊娠が不可能であったことから，結果的に良い選択となったと考えます。

> **事例コラム**
>
> **妊娠を想定していなかった事例**
>
> 「妊娠は非常に困難で，今後妊娠ができる可能性は少ないです」と言われ，避妊をしなかったため，予期せぬタイミングで妊娠してしまいました。本人は，病院と事前に相談できなかったことを悔やみ，自己判断で内服を中断しました。産婦人科外来では，腎疾患があること，また内服の自己中断などの行動があるため，社会的ハイリスク妊婦として支援。保健所と連携して腎臓内科への受診を促し，内服が再開できました。妊娠に関しては本人と家族は驚きつつも受け入れ，出産することになりました。

　現在では，様々な情報網がありますが，それでも，健康な胎児を授かってもあきらめていたケースはたくさん見受けられます。「自分は透析になることがわかっていたので，子どもを泣く泣くあきらめました。何度も何度も，それはつらかったのよ」と，思い出し涙を流す方もいました。

　当施設では，2005〜2022年までに11名が透析を継続しながら出産に至りました。すべての方に「事前に妊娠に関する情報提供がありましたか」と尋ねたところ，7名は「妊娠に関し，十分な情報提供がなく，流産や中絶を経験したり，妊娠後，出産許可ができないと言われたことなどがありました」と話し，4名が「事前に妊娠の可能性があると告げられ，妊娠相談窓口に関する情報提供を受けました」と話しました。過去の事例から得た学びを生かし，その後に始まった療法選択外来では，説明に必要なポイントが明確となりました。また，近年では行政側の支援体制も充実してきており，病気を抱える妊産婦を支える制度も確立し，パートナーが育児休暇や介護休暇を取得することも社会の常識となりつつあります。

> **出産後についての説明のポイント**
>
> ▶新生児の世話の支援が最も課題となるので事前に検討しておきます。
> ▶透析方法も臨機応変となることを伝えます。

6 おわりに

腎疾患の妊婦は，ハイリスク妊娠であり，家族や医療従事者，行政の支援が欠かせません。

一方，孤立していたり，腎疾患の治療や通院が途絶えたりするなどの問題を抱える可能性があり，社会的ハイリスク妊娠(経済的要因・家庭的要因などにより，子育て困難が予想される妊産婦)へ移行しやすいと考えられます。療法選択支援の場で，様々なリスクとともに，妊娠に対する希望がある場合は，医療従事者が，安全な妊娠への道筋を示す必要があります。

文 献

1) 久保和雄：透析患者の妊娠・分娩．日透析医学会誌．2003；36(9)：1413-21．

参考文献

▶ 日本腎臓学会学術委員会腎疾患患者の妊娠：診療の手引き改訂委員会，編：腎疾患患者の妊娠　診療ガイドライン2017．診断と治療社，2017．

▶ 日本腎臓学会，編：12章 妊娠．エビデンスに基づくCKD診療ガイドライン2023．東京医学社，2023，p143-8．

▶ 日本腎臓学会，他：2024年版 腎不全 治療選択とその実際．
[https://jsn.or.jp/jsn_new/iryou/kaiin/free/primers/pdf/2024allpage.pdf]

▶ 吉田一成，他：腎移植と薬．バリュープロモーション，2020．

▶ 石橋由孝，他編：腹膜透析・腎移植ハンドブック．中外医学社，2018．

▶ 日本臨床腎移植学会・日本移植学会：腎移植臨床登録集計報告(2022)2021年実施症例の集計報告と追跡調査結果．2022；57(3)：199-219．

▶ 古川有菱，他：厚生労働省 科学研究費助成事業．腎移植レシピエントの妊娠・出産・育児に関する看護支援モデルの開発．2017(課題番号25870952)．
[https://kaken.nii.ac.jp/file/KAKENHI-PROJECT-25870952/25870952seika.pdf]

▶ 三苫智裕，他：育児困難と予想された妊婦に対する行政機関との連携．現代産婦人科．2020；68(2)：211-5．

▶ 腎と妊娠研究会．
[https://skpj.net/activity/]
歴代学術集会開催施設一覧から，透析患者の妊娠・出産に対応している施設を検索

▶ 日本母性内科学会：施設情報．
[https://boseinaika.jp/about/facility]
母性内科外来を開設している施設がわかる

3 働き盛り世代の療法選択支援

瀬尾季余子, 長谷川総子

Key word 仕事と透析の両立, ともに考える

Key note
▶患者がどのような不安を抱いているのかを確認し, 生活に合った腎代替療法の提案により, 少しでも不安が軽減でき, 患者にとってもベストな治療法の選択ができるような支援ができればと考えます。

▶透析治療と仕事や家庭との両立については, 治療プランの工夫次第で, 今までの仕事を継続することも可能です。

1 はじめに

　働き盛りの方は, 社会や家庭内において多くの役割を担っている世代ではないかと思います。そのため, 腎代替療法の選択を迫られる状況となった場合, 仕事や育児, 家庭内での役割の継続が可能であるのか, という不安と絶望感に襲われるのではないでしょうか。実際に, 腎代替療法選択支援外来 (以下, 療法選択外来) に来る患者が一番気にしていることは, 仕事の継続ができるかということです。患者にとっては, 今後の生活に関わることなので必死です。不安と絶望が入り混じった状態であるため, 腎代替療法の話を聞きにくる患者の表情は暗く, こわばっている方が多いように思います。そのため, まずはどのような不安を抱いているのかを確認するようにしています。それから, 腎代替療法の情報提供や生活に合った治療の提案により, 少しでも不安が軽減でき, 患者にとってベストな治療法の選択ができるような支援を行いたいと考えています。

2 仕事や家庭との両立

　透析治療と仕事や家庭を両立する上で，いくつかの問題点が生じます。しかし，治療プランの工夫次第で，今までとほぼ変わらず仕事を継続することも可能です。そのため，療法選択支援を行う際は，患者の現在の生活環境を確認していきます。要は，その人の立場に立って考えてあげることが大切です。そして，患者の日常生活に腎代替療法を取り入れた場合に，どのように日常生活が変化していくのかを示します。その中で，選択するのは患者本人となるわけです。

2-1 患者に合った療法をともに考えるために必要な情報

- 職場の場所や勤務形態
- 交通手段や最寄り駅の確認
- 職場環境や仕事内容
- 職場の支援体制
- 支援者の有無
- 患者の嗜好や性格

2-2 日常生活に腎代替療法を取り入れた場合の治療プランの提案

治療により時間的制約は伴うが，日中の就業時間を確保できる療法

- 職場近くの透析クリニックで夜間透析：週3回は，残業は行わずに職場近くの透析クリニックへ通院し，血液透析を受けてから帰宅する。
- オーバーナイト透析：就寝時間に透析クリニックで透析を行い，そのまま出勤する。
- 在宅透析（在宅血液透析・腹膜透析）：都合がよい時間に，自宅で介助者とともに患者自身が血液透析を行う。月1回の通院だけで，治療時間以外は自由度が高い腹膜透析を行う。

周囲の理解を得て，透析治療を受けながら，就労継続できる調整を行う

- 週3回の短時間勤務で血液透析を行う。
- 腹膜透析と血液透析の併用療法で，平日の公休日に血液透析を行い，職場でも腹膜透析のバッグ交換ができる環境を整備する。

3 働き盛り世代の療法選択支援　　**153**

3 経済的な負担

　働き盛りの世代は，子育てもあることなどから，経済的な不安を強く抱えています。
　医療費などの経済的負担も不安要素のひとつであるため，社会保障制度の説明なども
もして，必要であれば医療福祉相談室の案内も行います。透析になった場合，特定療
養疾病と身体障害者手帳の交付が受けられるため，その説明をすると，治療自体にそ
れほど費用がかからないことに安心される方が多いです。腹膜透析でも上記の交付は
受けられます。治療に必要な自動腹膜灌流装置の機械などはリースのため，費用の心
配はないことを伝えます。しかし，加温器やそのほかの物品に費用がかかることは伝
える必要があるでしょう。そして，身体障害者手帳が交付された場合，障害者年金の
受給対象となりますが，年金制度については専門の窓口に問い合わせるようにお願い
しています。

働き盛りの患者への説明時に心がけるポイント

▶患者は，透析治療で今後の生活がどうなってしまうのかという大きな不
安の中で説明を聞いているため，通常の心理状態ではないものと考えま
す。しかし，まずそれほど治療費がかからないことを説明すると，表情
が変化するのがよくわかります。少し安堵の表情が見え，自分で考えな
がら質問もしてくれます。

▶働き盛りの世代は，ある程度の情報を与えると，後はインターネットな
どで調べたりすることもできます。すべての情報を与えなくとも自分で
探り出せます。

▶限られた時間の中ですべてを話すことは難しいので，患者から得られた
情報をもとに看護師がかいつまんで話し，後は本人が調べるというやり
方でもよいかと思います。帰り際に少し笑顔が見えてくれば，療法選択
外来は成功だと思っています。

> **事例コラム**
>
> **療法選択支援で気持ちが前向きになった事例**
>
> 働き盛りの40歳代男性。「透析と言われた…」「先生に，療法についてよく聞いてきて，と言われたから来ました…」と療法選択外来に来られました。患者さんの表情はこわばり，不安そのものでした。
>
> 自宅環境や仕事の内容などを確認するときも，「なんでそんなことを話す必要があるのだ？」と言わんばかりでした。しかし，自宅環境や仕事の話を聞いたのちに，治療について説明し，患者さんの日常生活に置き換えるとどうなるか，血液透析の場合，腹膜透析の場合と話していくうちに，「なるほど…」と納得しながら質問も出てきました。
>
> 仕事を続けることの優先度が高いということで，夜間透析の説明も行いながら，透析を受ける医療機関としては仕事先もしくは，自宅の近隣クリニックなど，いろいろ選択肢を提示しました。その場では答えが出ずとも，患者さんは「考えてみます」と少し前向きに気持ちが方向転換したようでした。
>
> 帰り際には笑顔も見られ，心配が少し取り除かれたのではないかと思われました。すべての説明ができたわけではないにしても，気持ちが前向きになり，自分で調べるという行動へ向かうなど，療法選択の説明を受けたことで前に進むきっかけとなったと思われました。この気持ちの変化は，外来診療の中で，医師（医療者）と協働で療法選択の意思決定をする話し合いの促進につながると思われました。

7章 年齢や合併症に合わせた療法選択支援

4

おひとりさまが抱える問題

瀬尾季余子，安田多美子

Key word 1人暮らし，生活保護

Key note
▶家族背景は様々，1人暮らしも様々ですが，多くの患者は透析の通院に不安を抱いています。

▶金銭的な問題を尋ねるなど，話しづらいところも会話の中で察知して話していくことが腎代替療法選択支援外来（以下，療法選択外来）では重要です。

▶入院期間を最小限にとどめ，段取りよく透析を導入することが大事です。

▶家族や身内のサポートがない場合は，生活保護の申請が必要な場合があり，療法選択の面談時には，家族背景の詳細な状況までを適切に確認することが重要です。

1 はじめに

　患者の家族背景には様々なものがあります。一口に1人暮らしと言っても，家族が非協力的，生活保護で誰も頼れる人がいない，離婚後1人暮らしで子どもは遠くに住んでいる，など様々です。療法選択外来には1人暮らしでも生活に不自由なく，まったく問題ない人もいますが，多くの患者は「透析クリニックまで，どうやって通ったらよいか」など，不安を抱いています。

　そして，金銭的な問題も切り離せません。かなりプライベートなことなので，なかなか話すのは難しいところです。話しづらいところも，会話の中で察知して話していくことが療法選択外来では重要です。

2 生活環境の変化

　「透析＝働けなくなる＝給料がなくなる＝生活できなくなる→透析したくない」というのが，1人暮らしの方が抱いている考えで，生活環境に変化が生じることが治療導

入の障壁となることがあります。

　入院や通院が必要になるため，患者の「透析をしたくない」という気持ちに寄り添い，その負担を考慮する必要があります。透析をしながら働けるようであれば，腹膜透析（PD）や夜間血液透析の提案ができます。

3 経済的な問題

　透析医療を受けることで医療費が今まで以上にかかるのではないか，と心配される方によく会います。特に，1人暮らしで社会的支援がない方だと，収入が減った場合にどのようにしたらよいかと悩み，透析治療を受けること自体を拒否することがあります。

　透析治療を受けると，特定療養疾病や身体障害者手帳の適応になり，障害者年金なども受給できる可能性があります。それらについて情報提供することは重要です。

4 家族のサポートがない

　週3回の血液透析（HD）に通うにはどうしたらいいか，と悩む方も多くいます。そのため，どこのクリニックにどのように通うか，ということも重要です。そこで自宅周辺にはどういったクリニックがあるか，という情報も提供します。クリニックによって送迎サービスがあるところと，ないところがあるため，通院施設の選択基準のひとつになることを説明します。しかし，車椅子が必要な方の場合，送迎サービスを利用できない場合があるので，詳細はクリニックに確認する必要があることも説明します。そのため，外来受診時には日常生活動作（activities of daily living；ADL）の確認も必要になります。車椅子を利用している場合は，1人でどの程度まで自立できるのか，希望しているクリニックがどこまで受け入れ可能か，などを確認する必要があることを伝えておきましょう。

　患者が行きたいと思っていたクリニックに通えないこともあります。患者によっては，「家の近くに透析クリニックがあるから，そこに行く」と考えている方もいます。しかし，ベッドの空き状況や，ADLによっては受け入れができない可能性があります。考えていた状況と違う状況になったとき，患者は少なからず落胆することでしょう。そうならないために，希望通りにいかないこともある，ということを前もって知らせておくことは大切です。

4 おひとりさまが抱える問題　**157**

透析導入するための入院生活でADLが低下した場合は，透析治療を入院施設で行う可能性もあります。ある程度自立ができれば，社会資源を利用するためにケアマネジャーなどの支援を受けられるよう提案し，退院をめざします。ただし，金銭的な面が絡んでくるため，一筋縄ではいかないのが現状です。

一番重要なのは，入院期間を最小限にとどめ，段取りよく透析を導入することです。身体の状態が悪化し，緊急に入院が必要になれば，通常の透析導入よりも入院期間は長くなることが予想されます。入院生活の中で体力も落ち，ADLも低下します。高齢であればなおさらです。段取りよく透析導入するということは，身体の状態が悪化する前に透析に入るということです。それが，入院期間を最小限にとどめることにつながることを説明しましょう。

療法選択外来という短い時間の中で，患者に必要な情報は何かを判断し，提供することは難しいですが，それには患者の詳細な情報収集が重要となります。患者に寄り添い，患者の立場になって問題を考え，考えられる先々についても伝えてあげることが重要です。家族のサポートがない方に対しては，透析導入の先に起こりうる問題が，透析導入よりも重要な問題になる可能性があるため，療法選択時の判断材料になる可能性があることを覚えておきましょう。

1人暮らしの人への説明のポイント

▶金銭的な面も必ず確認します。

▶通院手段も事前に確認します。

▶透析導入後に困らないよう，支援者の目途をつけます。

事例コラム

認知症を患い，家族のサポートが必要になった事例

1人暮らしの患者さんがPDを導入することになりました。後期高齢者の男性であり，指導後の理解が不十分であったため，入院中から訪問看護を導入し退院となりました。しかしその後，訪問看護師との折り合いが悪く，本人が訪問看護支援を断ってしまいました。

シェアソース®(腹膜透析用治療計画プログラム)を導入し，治療経過がわかるようにしましたが，治療が行えていない日がありました。認知機能の低下があり，飲酒をしてしまうので，看護師の説明が理解できず，治療自体が滞ってしまう日もありました。

サポート体制を検討し，妹さんに相談して治療支援をお願いすることになりました。妹さんは車で40分程度かかるところに住んでおり，容易に来られる距離ではありませんでしたが，定期的に通って血液透析移行までサポートして頂きました。

この患者さんは，家族や身内のサポートで事なきを得ましたが，誰も支援者がいなければ本当に困る状況でした。本人の認知機能の状況やADLにもよりますが，最終的に誰も頼れない場合は，生活保護で施設に入所して頂き透析を受けることになったと考えられます。また一方，持ち家などの資産があった場合は，生活保護を受けるまでにも時間がかかるので，その間のサポートなど問題が山積することが予想されます。

療法選択の面談時には，家族背景の詳細な状況までを適切に確認することが重要と考えます。

7章 年齢や合併症に合わせた療法選択支援

5

後期高齢者に対する療法選択支援

足立亜由美，安田多美子

Key word PDラスト，アシストPD

Key note
▶腎代替療法を老年期の発達課題としてとらえ，人生の終末期をイメージしてもらい，健康的な透析ライフに必要なサポート体制を整えます。

▶透析をしている高齢者は，役割や目標があることが大切で，健康に対するモチベーションが高くなり，フレイル予防にもつながります。

▶維持透析患者が終末期を迎えた場合は，透析の見合わせを検討することや，本人の意思を尊重した医療を提供することについて情報提供を行います。

1 はじめに

後期高齢者は，入院，配偶者や友人との死別，社会活動からの離脱などを機に，精神的な影響や環境の影響を受けやすいと考えます。

筆者は，自身が経験した腎代替療法選択支援（以下，療法選択支援）での患者との関わりから，後期高齢者の特徴と傾向をふまえ，腎代替療法を老年期の発達課題としてとらえています。初対面の患者・家族にどのように接し，どのような情報と技術を提供しているのかについて紹介します。

2 腎代替療法選択支援外来における後期高齢者の特徴と傾向

後期高齢者は，心疾患・脳血管疾患・認知機能の低下・骨折・食欲の低下など，予期せぬ身体所見を抱えている場合があります。自身の信念やこだわりが強い方，医師が勧めた方法が最善であり遂行すべきであると思っている方，家族に介護負担をかけたくないと思っている方など様々な方がいます。また，末期腎不全を理解していない場合もあり，生活や家族の負担などを冷静にとらえ，判断することが困難な場合もあります。

さらに，患者自身が配偶者や親を介護している場合があり，自身の疾患ケアのための緊急入院や長期間の入院が困難な家庭があります。経済的困窮状況にある方は，これからの療養生活や医療費に対する出費が負担になると考え，不安を抱えているのです。

3 腎代替療法を老年期の発達課題としてとらえる

3-1 人生の終末期までイメージしてみよう

延命至上主義の時代から「エンド・オブ・ライフケア」の時代へと，透析医療の場においての終末期の関わり方は大きく変容しています。本人や家族が考える終末期の過ごし方は様々であり，家族内でも意見がわかれます。

3-2 キーパーソンはいますか？

配偶者や子どもと暮らしていても，治療を支えてくれるとは限りません。また，子どもがいる場合でも音信不通であったり，遠方に住んでいて普段は1人暮らしであったりするケースもあります。家族がいるのであれば，療法選択が，ひとつの家族会議のきっかけになります。また，独居老人の場合は，親戚と連絡をとったり，後継人を立てたりするなど透析導入前に準備をするように言葉がけをします。

3-3 仕事や趣味は継続しましょう

療法選択支援では，本人が大切にしていること，1日の過ごし方，仕事や趣味の時間を確認し，透析の日程や，腹膜透析の治療例を説明する際には，それらをふまえて説明していきます。透析をしている高齢者は，社会活動や孫の世話，配偶者の世話，仕事など，役割や目標があることで健康に対するモチベーションが高くなり，フレイル予防にもつながります。意欲的に生活している患者がいることを伝えることで安心します。透析導入後も散歩や体操などに取り組んでもらうことが，健康的な透析ライフを行うことにつながるという点を説明します。

4 後期高齢者の血液透析 (HD) について

4-1 後期高齢者の血液透析の特徴

通院については，透析施設に送迎サービスがある場合が多くみられます。しかし注

5 後期高齢者に対する療法選択支援　　**161**

意すべき点は，車椅子利用など自力で歩行ができない場合は有料であったり，送迎が困難だったりと，透析施設ごとにルールがあることです。

HDのアクセスは，心臓機能や全身状態を評価し，シャントにするのか，カフ型カテーテル（長期留置カテーテル）にするのかなど，本人の透析の受け入れ状況などに配慮し，バスキュラーアクセスを造設します。

4時間の透析中は，身体はベッドで横になるため，下肢の筋力の低下や睡眠への影響が生じることもあります。施設によっては，透析中に筋力トレーニングなどを取り入れるところもあります。

透析施設では，現在行政などの支援が届いていない老老介護や独居の場合，キーパーソンが不在であったり後見人がおらず医療費の未払い問題，生活全般の支援を行う機関がない，生活保護などの支援への道筋をサポートすることが困難である，など本来の透析に関するケア以外の業務が大きな負担となっているので，療法選択支援外来の場でこれらの問題が起きることや，今後問題が生じると予想される場合は，担当医師と情報共有し，地域の相談窓口などの情報提供をします。

4-2 終末期を迎える血液透析患者について

透析患者が終末期を迎えた場合，透析を行うことで全身状態が増悪すると判断した場合は，見合わせることを検討します。状態が安定したら再開するなど，家族と本人の意向で継続するか否かを決定します。施設によっては，事前指示書などがあり，事前に自身が終末期を迎えたときに意思を表出する準備ができる体制を整えています。

5 後期高齢者の腹膜透析 (PD) について

5-1 後期高齢者が行う腹膜透析「PDラスト」の選択

食事量や筋肉量の低下，代謝機能の衰えから，腎機能が悪化するスピードが穏やかである後期高齢者は，心臓への影響の少ないPDのほうが身体への影響が少ないと言われ，HDでなくPDを選択するケースがあります〔「PDラスト」（☞7章6「がんサバイバーに対する療法選択支援」参照）〕。90歳代の独居の方でPDを自己管理で行っている例もあります。

一方で，緊急の受診や自己管理能力の急激な低下などが起こる場合があり，家族や看護師の支援が不可欠となります。このように自立してPDを行うことが難しいため

サポートを受けて行う「アシストPD」は，PD手技のほとんどを家族や訪問看護師が行います（図1）。

家族の負担や，本人の状況から在宅でのケアが困難となった場合も想定します。地域差はありますが，2023年現在，デイケア，ショートステイ，老人ホーム，訪問診療，訪問看護ステーション，一般の病院などでPDの症例を受け入れ可能な施設はまだ少数で，PDを継続することを断念し，HDに移行するケースが多くあります。

よって，PDラストの場合，終末期を家で過ごしたいのか？　家族も自宅で看取りたいのか？　社会福祉支援の力をどのように借りて在宅で過ごすか？　など，支援に関する情報提供とともに，ケアマネジャーに早めに相談し，現在使用している支援がPDにも対応してくれるのか，という点を治療開始までに確認する必要があります。

2023年度，当施設ではアシストPDを行っている患者は71件中3件でした。訪問看護ステーションが介入しているケースは2件で，ほとんどの患者が自立しています。

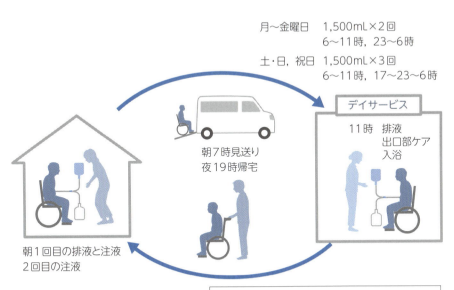

図1　デイサービスを利用しながら行ったアシストPDのケース

POINT
アシストPDを選択する前に確認すること
・使用している介護支援サービス
・家族が行える支援
・自立した生活が困難となった場合，どうするのか

5-2 高齢者を支えるPDのツール

　2024年現在，PD各社が，夜間の自動腹膜透析（APD）などは，自動腹膜灌流用装置（サイクラー）の音声ガイド付きの見やすい大きな液晶画面で，タッチパネル式のものとなっています。さらに遠隔モニタリングや，携帯電話のアプリで治療内容を記録すること，治療プログラムを遠隔で変更できるシステムなどを導入しています。

　ヴァンティブ（旧・バクスター）社製のかぐや®は，音声とイラストを見ながら腹膜透析治療の準備が可能で，同社の遠隔モニタリングシステムのシェアソース®につなぐことで，治療内容を病院からWeb上で見ることができます（図2）。認知機能障害がある患者の治療状況の確認や，治療内容の設定変更などが遠隔で行えるようになりま

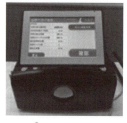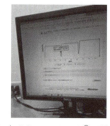

遠隔モニタリング管理

シェアソース®使用の場合は，病院の端末で治療内容を確認することができる。回路のプライミングは音声機能付きで，プライミングは透析液を溝に入れるだけで正しい治療順番でセットされる。

Web上のシェアソース®で治療内容が確認できる。閲覧の権限は病院が決定し，遠隔での治療内容変更が可能。場合により，訪問看護ステーションなどのスタッフとも情報の共有が可能である。

図2　かぐや®とシェアソース®（株式会社ヴァンティブ）

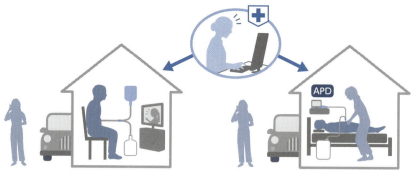

治療が行えていない日が連続した場合，同居していない患者の家族に電話で報告し，支援できる内容を相談し家族がアシストする。

図3　認知能力の低下が認められた独居高齢者に対する支援の例

した(図3)。また，患者からアラームトラブルでの電話相談があった場合は，治療結果を見ながら具体的にアドバイスできるようになりました。

ジェイ・エム・エス社製のPD-RelaxaはBluetoothで血圧や体重の記録ができるのが特徴です(図4)。

テルモ社製のマイホームぴこ®は，自宅にある機器をそのままに，記録をノートからアプリに変更することで，病院で記録を確認することができるようになり，在宅支援に伴う患者や家族の負担軽減と，医療者側が迅速に支援できる体制を整えています(図5)。

高齢者などの在宅治療の負担を減らすため，PDには各社支援システムがあります。麻痺のある方を支える補助具や，PDのツール全体に掴みやすさやミスを減少させる

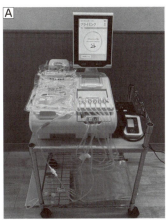
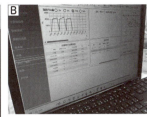
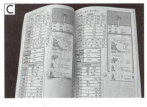

血圧計，体重計，体温計とPD-Relaxaをリンクさせ(A)，病院のパソコンで治療状況を確認することができる(B)。以前のように記録用紙をノートに貼ることも可能(C)。

図4　PD-Relaxa（株式会社ジェイ・エム・エス）

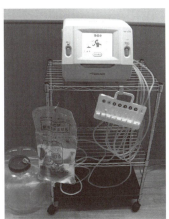
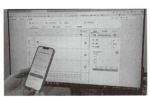

わかりやすい画像を見ながら，本人も家族も手順を間違えずに準備することができる。本人のスマートフォンから専用アプリを利用し，治療状況を病院のパソコンで確認できる。

図5　マイホームぴこ®（テルモ株式会社）

ような工夫がされています（図6）。APDの機器だけでなく，カテーテル自体，握力や視力が低下した方でも扱いやすいようにデザインが工夫されています。

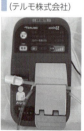

むきんイージー™
（テルモ株式会社）

蓋の開け閉め，管のセットが，指の力が低下していても可能となった。内部は視力低下があってもセットしやすいデザインになっている。

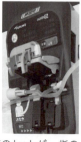

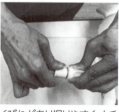

キャプディール®
トランスファーチューブセット
（カチットタイプ）
（テルモ株式会社）

くびれがあり握りやすく，カチッと音が鳴るので，閉められているかの確認ができる。

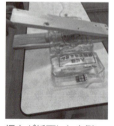

隔壁開通補助具
（テルモ株式会社）

握力が低下した症例に使用。

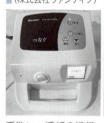

つなぐ
（株式会社ヴァンティブ）

手洗い，透析の準備，接続の方法が，細かく音声とアニメでアナウンスされる。

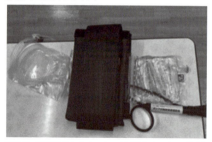

ポンプ式隔壁開通補助具
（株式会社ヴァンティブ）

装具に透析液を入れて，加圧することで開通する。

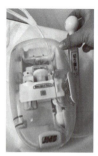

テデタン®
（株式会社ジェイ・エム・エス）

電気が不要なタイプで，テデタン®を使用しなくても接続が可能。

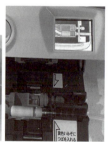

ZERO SYSTEM®
（株式会社ジェイ・エム・エス）

カテーテルの内部はクローズ化されている。万が一触れても，直接指で触れられない構造になっている。

図6　麻痺や筋力低下がある方のための補助具

ユニバーサルデザインとなっているため，麻痺がある，握力低下がある，視力低下のある高齢者に優しく，安全に配慮されている。

また，在宅で，透析液を持ち上げられない，廃液を廃棄できない，PD液が入っていた段ボールを潰せないといったケースがありました。療法選択外来では，外来受診時に実際のモデルに触ることで，透析液の重さやPDの回路の扱い方を体感してもらいます（図7）。
　APDなど，自動腹膜透析装置の機械で行う治療では，音声案内や絵による液晶案内などを利用すれば操作は可能ではありますが，日頃から電子機器に慣れ親しんでいるかという点も確認し，治療を連続携行式腹膜透析（CAPD）で行うか，APDがよいか選んでいきます。

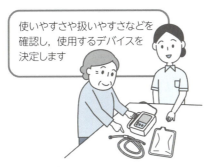

図7　デバイス決定時の配慮

6 高齢者の腎移植

高齢者の腎移植での問題と課題

①献腎移植の場合，待機年数が約14年前後。
②生体腎移植まで1年〜半年の検査を行う期間が必要である。
③移植後感染のリスクが高く，高齢者は重症化するリスクが高い。
④全身麻酔の影響が大きい。
⑤免疫抑制薬の管理（自分で管理できない際に家族が支援できるのかどうか）。
⑥移植外来への通院は月1〜2回必要であり，安定した後も継続する必要がある。
⑦移植後管理ができる施設が極端に少なく，近隣の病院に依頼できない。

　後期高齢者の方へも腎移植の説明を行います。腎移植後問題となるのは，感染症，免疫抑制薬の内服，全身麻酔手術による合併症で，長期入院によりフレイルや認知機能

障害が進む可能性があります。また，外来通院（一般的な病院では検査や免疫抑制薬による治療などが対応不可能で，術後も腎移植を行った施設に通院する）の課題があり，既に自力での通院が困難であったり，認知機能が低下し免疫抑制薬の自己管理ができないような方，施設への入居などが必要な方にはお勧めできません。また，本人やドナーが希望しても，心疾患やがんなどがあり，手術を受けられない可能性もあります。

献腎移植については，高齢での登録は，献腎移植待機年数が平均約14年（5,388日，2019年報告）であること，実際に手術を受けるときには年齢は80歳近くなることなどをふまえ，あまり現実的ではありません。しかし，年齢での線引きはせず，全身状態や体力，気力など本人の気持ちを尊重し，登録を行います。

生体腎移植の場合では，夫婦間・きょうだい間移植の場合のドナーの高齢化，20～30歳代の子どもが70歳代のレシピエントに腎提供したい場合，将来のある子どもにドナーのリスクを負わせても腎移植を行いたいと希望する気持ちの背景に寄り添い，腎不全をどのように受け入れているかという点から支援していく必要があります。

7 透析をしたくないという患者に対しての情報提供

「なぜそのように考えるのか？」「今後どのように過ごしたいか？」「家族で十分に話し合ったか？」という点を確認し，「透析について十分に説明を受けて理解したか」という点を，1人の医療従事者だけでなく，医師，看護師，臨床心理士が何度も確認し，時間をかけて意思確認することが重要となります。繰り返し説明することで，透析に対する不安や認識不足が解消され，導入に至るケースがほとんどですが，「透析を行わないという選択をしたい」という，いわゆる保存的腎臓療法（conservative kidney management；CKM）を決断される方もいます。末期腎不全での保存的治療（透析を導入しないという選択）に関しては，日本透析医学会の「透析の開始と継続に関する意思決定プロセスについての提言」[1)]を参照します。

2024年の時点の医療現場では，残念ながら，訪問診療や臨床心理士，緩和医療チームとの連携が十分に整っているとは言えず，手探りで医師が連携のとれる地域の医療に委ねるという方法をとっています。「透析を行わない」と宣言してもいつでも撤回できること，撤回後，透析を施行する準備をする段階で急変して亡くなる場合も，撤回の時期によっては，意識が戻らなくなり，本人や家族が望むような終末期を迎えられないケースもあることを説明します。透析を行わないと，どれぐらいの期間でどのよ

うな症状が生じるか，苦痛が生じてくる期間や苦痛の程度はどの程度か，医師から本人と家族に情報提供されます。

後期高齢者への療法選択説明のポイント

▶家族と本人の想いは異なるため，必ず本人だけでなく家族にも説明をします。
▶アクティブな高齢者であっても，状況が変わることがあるため，家族の介護負担や独居による孤立した状況などを想定し，支援に関する情報提供を行うようにします。
▶できるだけ，本人が望む環境で生活できるように，身体的，精神的な機能を維持できるような方法をともに考えます。

事例コラム PDラストの事例

90歳女性。療法選択外来には，息子夫婦とともに訪れました。独居でしたが，理解力があり日常生活は自立していました。息子夫婦は近隣に住んでおり，毎日様子を確認しに訪れているとのことでした。療法選択外来では，踊りの師範をしていたため「月に数回生徒さんとの会食に参加したい」「避暑地にあるリゾートマンションに年に数回滞在することが生きがいとなっている」とのことでした。PDを希望され，入院して導入。導入後は半年に1回訪問看護師が状況を確認し，安定した生活を送ることができました。導入6年で脳出血を起こし，在宅での介護が困難な状況となりました。本人と家族の希望により，PDが可能な病院へ転院しました。

脳出血を起こしたときは既に96歳で，夜間酸素飽和濃度の低下があるなど身体的に不安定な状況でした。療養型の施設への入所も検討しましたが，その場合は血液透析へ変更し転院してほしいとの情報がありました。PDラストで終末期を送ってほしいという家族の希望もあり，PDができる施設に転院しました。

5 後期高齢者に対する療法選択支援

8 おわりに

　療法選択支援に正解はありません。患者は理想の療法を追求するあまり，訪問看護師に連日，PDの接続や，自動腹膜透析（APD）のプライミングや片付けをお願いしたり，介護タクシーを利用して他県から移植外来に通院したりするなどして地域の医療に過度の負担をかけたり，追い詰められた家族が仕事を辞めて透析をサポートしたりするというケースもあります。療法選択支援は1回だけではなく何度か行い，独居や老老介護の場合は必ず複数の家族に説明をします。本人や家族が導入後どのように生活をすることをイメージしているのか，何度か確認することが必要です。

文 献
1) 透析の開始と継続に関する意思決定プロセスについての提言作成委員会：透析の開始と継続に関する意思決定プロセスについての提言．日透析医学会誌．2020；53（4）：173-217．

参考文献
▶ 花房規男，他：わが国の慢性透析療法の現況（2022年12月31日現在）．日透析医学会誌．2023；56（12）：473-536．
▶ 日本腎不全看護学会：腎代替療法に関する意思決定支援における日本腎不全看護学会のステートメント．[ja-nn.jp/uploads/files/statement20210220.pdf]
▶ 原田孝司，他：非透析支持療法の実際．臨透析．2015；31（10）：1277-84．
▶ 濱野慶朋，他：老年医学のあゆみと現状──サルコペニア/フレイルティと透析医療の今日的問題．臨透析．2015；31（10）：1219-24．
▶ 特集 介護現場のホンネからヒントを探る 透析室と介護の連携．透析ケア．2021；27（12）：10-64．

7章 年齢や合併症に合わせた療法選択支援

6

がんサバイバーに対する療法選択支援

足立亜由美，瀬尾季余子

Key word｜がんサバイバー，PDラスト

Key note
▶がんサバイバーとは，「がんを経験し生きている人」と定義されています。人生の最終ステージを，透析しながらも充実した生活が送れるよう，「生きる」を支える腎代替療法選択支援を行うことが大切です。

▶がん患者ががんとどのように向き合っているのか，どのような人生を送りたいのか，まずはじっくり本人の気持ちを確認することが大切です。

▶がん終末期の患者に腎代替療法を行う場合，希望する療養施設で透析治療を行っていない病院が多く，自宅で過ごす場合は，在宅支援の情報提供も必要となるケースがあります。

▶PDラストとは，透析医療の終末期のひとつの手段として，柔軟性が高く身体的負担の少ない腹膜透析を選択する方法を言います。

1 はじめに

2023年に報告された日本透析医学会の「わが国の慢性透析療法の現況（2022年12月31日現在）」[1]によると，透析患者の男性8.5％，女性5.9％で，悪性腫瘍が死因となっています。

また，がんサバイバーとは「がんを経験し生きている人」をさしますが，がんの治療やステージは様々で，化学療法などの影響による腎機能の急激な悪化が生じる場合や腫瘍の浸潤，消化器のがんの術後などで消化液のバランスが崩れて生じる脱水や腸液のコントロールがつかない場合などは，電解質の異常などを改善する目的でも透析が開始されます。偶然，透析導入前にがんが見つかったというケースもあります。

透析とは生きるための治療であり，それぞれがんサバイバーのステージに合わせ，透析をしながらも充実した生活が送れるようサポートします。

2 医療チームの連携による心理面のサポート

　がんサバイバーは，告知を受け，死を意識したり，生命の危機を経験したり，日常生活の喪失や，痛み，症状の不安，「完治しても，またいつか再発するのではないか？」という不安を抱えています。また，維持透析患者の場合，「透析を休止することは，死んでしまうということ」を認識しています。

　透析をすることで，全身の電解質のバランスが整えられ，状態が安定します。痛みなどが出現した場合は，透析中に痛み止めを投与することが可能です。また，透析室看護師や透析スタッフと信頼関係を築くことができると，家族には言えない泣き言や不安，化学療法や放射線治療への気持ちなどを教えてくれることもあります。がん治療は医療チームの連携が大切です。家族や在宅療養を支えるスタッフ，心理士・心理師，栄養士と情報共有して，透析とがん治療を支援します。

3 どのような終末期を送りたいのか？

3-1 透析をしながらも人生の最終ステージをサポート

　「家族と旅行に行きたい」「自宅で家族に見守られて死にたい」など，様々な希望があります。がんを受け入れ，最期までをどのように過ごしたいかの気持ちが定まってきた患者には，「透析をしながら何ができるか」という点を情報提供し，「何を実行したいか」を確認します。

　「化学療法を最後まであきらめたくない」という方もいます。患者の言葉や気持ちを尊重し，本人や家族が叶えたい希望に添って，療法の特徴を説明します。

3-2 緩和病院や病棟への入院を希望するケース

　緩和ケア，ターミナルケアが可能で，かつ透析もできる病院は少なく，ターミナルケア等を望む場合は事前に透析が可能であるかという点を確認する必要があります。

　長年透析を続けてきた患者にとって，維持透析施設のスタッフは長年連れ添ったチームの一員であり，透析室に来られるということが終末期の患者の気持ちの支えでもあります。

　透析室では，家族との貴重な時間を透析治療時間が奪ってしまうことがないようにということで，透析時間の設定を家族がいない時間にしたり，個室などの環境が整う

場合は可能であれば透析中に部屋に家族を通し，面会を実施したり，携帯電話での家族とのテレビ電話などを許可したりするなどの配慮を行います。

3-3 自分の意思を記載することは大切

がんの治療を受けながらも，余命宣告を受けている患者にとって，いつまで透析を行うのかという不安があります。「がん患者がどのように最期の日を迎えるのか，イメージできない」という患者もいます。がん受容の段階や全身状態に合わせて，その都度説明を行います。意識が朦朧とする状態にあっても透析を受けるのか，心臓が停止しそうになったときは救命処置がされるのか，1日でも長く生きるべき延命処置を希望するかなど，望まない医療を受けないためにも，家族と話し合いを行い，医療者とも共有する意味でも事前指示書などで自分の意思を記載して表明しておくということが大切です。

4 3つの腎代替療法の説明・支援のポイント

4-1 血液透析 (HD)

がんが既に肝臓や肺に浸潤し余命半年～3カ月と言われ，がん宣告を受けた直後に腎機能低下を認めて透析になるケースや，透析を行うことで自宅に一時的に帰ることができるケースなどがあります。また，在宅で経過できそうな患者は，シャントを作製せずにカフ型カテーテル（通称：長期留置カテーテル）を留置し，介護保険が利用できる場合は，早急に在宅療養できる環境を整え，療養しながら透析を受ける準備をします。

通院透析が可能である患者は，車椅子で通院できる限りは透析クリニックに自宅から通院が可能です。透析クリニックが提供できる送迎システム以外でも，介護タクシーなどを使用することで通院の困難を解消できます。

がん治療などの退院時，歩行が可能で日常生活動作（ADL）が自立している場合は，「まだ，さほど困ることはないだろう」と退院後の支援は必要なしと判断され，介護認定などの情報提供や調整をされずに退院するケースがあります。しかし，透析のために週3回の通院が必要であること，通院が不可能となると透析が継続できなくなる恐れがあるということを考えなければなりません。早めに介護認定を行い，訪問診療や訪問看護，ヘルパーなどの介入，介護タクシーなどの利用ができる環境を整える必要があります。退院調整のカンファレンスなどで，これらを準備・調整します。

4-2 腹膜透析 (PD)

PDに関しては，療法選択前に必ず「がんの治療とPDがどのように影響するか」「治療自体が継続できるか」ということを医師に確認します。

PDの場合，今後，抗がん剤治療や腹部の手術が必要な患者は，残腎機能が低下し早めにHDが併用となる，または移行する可能性があることを説明します。

がんの進行が遅く，積極的な化学療法を望んでいないケースでは，PDラストとして腹膜透析を選択する場合はあります。しかし，余命の期間が半年以内などで，PD未導入ですが在宅で終末期を過ごしたいと希望される患者には，手技習得の負担などを考えると，PD導入は現実的ではありません。

PDの場合，化学療法中の患者は廃液破棄に注意が必要なケースがあります。また放射線治療では，照射箇所が骨盤内となる場合は，チタニウムカテーテルの位置やテンコフカテーテルの位置により注意が必要です。

腹水が貯留する場合も，PDが継続できます。自宅で行う際は，注液時，排液時に血圧や脈を確認し，排液時に血圧が低下しやすいということを家族や訪問看護師に指導し，排液時に血圧が低下することがないように気をつけます。常時血圧が低い患者の場合は，急激に排液をするのではなく，高低差をなるべくつけないように工夫し排液を行います。

腹水が貯留すると自動腹膜透析（APD）は禁忌なため，ツインバッグを用いて持続携行式腹膜透析（CAPD）を行います。また，手術や化学療法，検査のための造影CTで残腎機能が低下し，自尿が減少する可能性があります。PDを継続できないと判断した場合は，長期留置カテーテルを挿入しHDを行います。

4-3 腎移植

腎移植に関しては，がんのステージやがんの部位，種類によりますが，移植可能となるまで数年の年数が必要となります。2024年現在，献腎移植が実施できるまで，小児や膵腎同時移植を除きほとんどの症例は10年以上待機します。その間にがんが完治した場合は，移植可能となります。そのため，献腎移植登録は，がんを含めた様々なリスクと移植できない可能性もあるという点を本人に理解してもらって行います。実際の移植の際は急いで全身検索をするため，普段から，移植施設で転移や再発がないかという点を情報共有しておくことが大切です。

生体腎移植の場合は，事前にレシピエント，ドナー双方のがんの検索が必要です。

がんがある場合は，手術は中止します。その場合には，数年経過後，転移や再発など
がないかを確認し移植を計画します。

説明・支援のポイント

▶情報収集の段階で，終末期に自宅療養を望んでいるということがわかれ
ば，早めに在宅支援が介入できるような準備を行うことを指導します。
▶がん治療をどのように行いたいかという本人の気持ちを医療者が確認
し，それに応じた腎代替療法選択ができるように情報提供をします。

---

5 腎への影響を監視し，治療内容を多職種で検討

5-1 化学療法室，放射線治療室との調整

　透析スケジュールとの調整のほか，医師，がん化学療法看護認定看護師，薬剤師，心
理士・心理師，栄養士，化学療法室看護師などで行われるカンファレンスで，『がん薬
物療法時の腎障害診療ガイドライン2022』[2]に沿って腎への影響を監視し，治療の内
容などを検討します。化学療法は，静脈血管からの投与が多く，シャントがある患者
の血管確保はかなり難易度が高いことや，透析のタイミングで血中濃度が変化するこ
とから，通常の患者以上に細やかなスケジュール管理が必要となります。

5-2 食事摂取の変化に注意

　がん患者は，食事摂取量が日々変化します。食欲の低下はがんサバイバーには，命
取りとなります。

　ナトリウム，カリウム，リンなどが低下している場合などは，「患者にとっておいし
くて，好きなもの」を食べられるように指導します。癌性腹水が貯留しているPD中の
患者では，低アルブミン状態となってしまいますので，しっかり食事を摂るように促
します。

　過度な食事制限などをしている場合には，体力を維持するために，透析導入前に食
事制限を中止してもらいます。カリウム値は高くなりやすいため，血中カリウム濃度
を監視していきます。

6 がんサバイバーに対する療法選択支援　**175**

6 おわりに

　がんサバイバーは，平和で穏やかな日が，ある日崩れることを恐れています。それは，がんによるものか，透析開始前の急性増悪によるものかはわかりません。少なくとも，透析で生じる体調不良だけでも最小限に抑え，がんの治療を行い，穏やかな終末を迎えられるように，透析や支援の準備は早々にスピード感をもって行うことが大切です。

文 献

1)　花房規男，他：わが国の慢性透析療法の現況（2022年12月31日現在）．日透析医学会誌．2023；56(12)：473-536．

2)　日本腎臓学会，他編：がん薬物療法時の腎障害診療ガイドライン2022．ライフサイエンス出版，2022．

参考文献

▶ 八木哉子：エンド・オブ・ライフケア―透析困難症により維持血液透析を見合わせた事例への支援．臨透析．2019；35(3)：327-31．

▶ 久木田和丘，他：担がん透析患者の治療(1)手術時の注意点．臨透析．2018；34(1)：37-42．

▶ 大平整爾：担がん透析患者の終末期医療とケア(2)血液透析をどうするか(継続・逓減・中止)の基本的な方針．臨透析．2018；34(1)：79-85．

▶ 堀川直史：がんを併発した透析患者のサイコネフロロジー．臨透析．2018；34(1)：89-98．

▶ 上村恵一：サイコオンコロジーのエッセンス．臨透析．2018；34(1)：99-107．

> **事例コラム**

がんの進行に在宅療養支援が追いつかなかった事例

60歳男性。仕事と透析を両立する目的で，腹膜透析（PD）を選択しました。2年ほどで，血液透析（HD）を週1回併用となりました。定期検査のCTで膵臓に腫瘍が見つかり，既に肝臓や腹腔に転移しており余命3〜6カ月，手術は困難と診断されました。

「PDは旅行に行きたくて選択しました。最後に家族と温泉に行きたいな」「自宅で過ごしたい」と希望されたので要介護認定の申請を行い，訪問診療が可能な施設にお願いする予定でした。化学療法をする予定があり，週3回のHDに切り替え通院しました。「痛く，だるくてつらいね。これが，がんなんだね」との発言がありました。痛みに関して緩和ケア外来で支援しながら経過していましたが，血圧の低下があり，透析困難となって緊急入院しました。

入院後からはPDに切り替えました。「妻もPDを覚えたんだよ。また家に帰りたいね」と話されていましたが，意識低下し，血圧などが低下するため，無理せず病院にてPDを継続。家族に見守られ，2日後に亡くなりました。

振り返り：化学療法治療で通院時はHDを行い，血圧が低下してからはPDを行いました。自宅で寝たきりになった場合にPDラストができるようにと，痛みのコントロールが行える訪問診療などの情報収集をし，環境を整えましたが，要介護認定前に再入院となりました。消化器癌は，下血や食欲不振などにより短期間で全身状態が悪化することがあるため，早めに訪問診療が介入できていたら，自宅でPDを開始することができていたでしょう。

8章

急性増悪し，緊急導入となった場合の
療法選択

8章 急性増悪し，緊急導入となった場合の療法選択

1

入院病棟看護と透析看護の連携

佐伯聡美，奥山正仁

Key word 連携，チーム医療，対人関係，対話，自己効力感

Key note
- ▶「看護師はチーム医療のキーパーソン」「患者のため」との思いから感じる「連携＝負担」
- ▶「人間の悩みは，すべて対人関係の悩みである」（アルフレッド・アドラー）
- ▶同じ目的をもった「看護師同士の対立」＝はじめは「患者のため」，いつのまにか「私たちの業務遂行のため」
- ▶緊急入院患者の医療と看護は「これが最善」ではなく，「今は，これが最善」なだけ。療法選択は半永久的に続きます。
- ▶透析医療に従事する看護師は自己効力感が低くなりがちなので，燃え尽きなどに留意します。

1 はじめに――連携＝負担？

　多くの病院では透析室と入院病棟は別々で，それぞれ担当する医療スタッフも異なることが多いと思います。透析をする患者は多くの時間を透析室で過ごし，入院病棟では透析以外の時間を過ごしますので，医療スタッフ同士の情報共有がかみ合わないこともあるかと思います。そこで，多職種連携が重要になってきます。2010年の厚生労働省による「チーム医療の推進に関する検討会」以降，コメディカルを含めた多職種連携が活発になりました。とりわけ，患者のそばで寄り添う時間が長い看護師は，「チーム医療のキーパーソン」としての役割を担うことが期待されています。

　しかしながら，診療報酬改定に伴い十分な環境調整がないまま連携チームがつくられ，本来の看護介入ができず葛藤している看護師をよく目にします。看護業務は年々増加傾向で，時間が足りず，思い描いていた白衣の天使がどこへやら……。自分自身に「チーム医療のキーパーソン」「患者のため」と言い聞かせながら，「連携＝負担」と疲弊していないでしょうか？　本項では，様々な入院プロセスの患者と看護師同士の連

携について考えていきたいと思います。

2 様々な状況の患者のプロセス

基幹病院で医療に従事していれば必ず出会うのが，意図せず突然入院してしまう様々な状況の患者です。

①既に療法選択し，透析導入準備中だった患者

②自施設に受診中で，これから療法選択を受ける予定でいた患者

③他院から紹介され，初診にもかかわらず緊急透析が必要となった患者

④未受診・未治療，もしくは自己中断していた患者

何となく③④に該当する患者は医療者が陰性感情を抱きやすくなるのは容易に想像がつきますが，場合によっては①～④に関係なく医療者が頭を悩ませる場合もあります。しかし，どのようなプロセスで入院したとしても，医療や看護を必要としている患者であることに変わりはない，ということは念頭に置いて対応していく必要があります。特に敬遠されやすい患者こそ，今までのプロセスを考慮しながら，医療機関との関わり方，医療者とつながる必要性について伝えていく必要があります。

3 対立しがちな看護師たち

連携を図るためには「対人関係」は避けて通れません。実際に，看護職の90％近くが業務に関連したストレスや悩みを抱えており，そのうち41.8％は「職場の人間関係」です[1]。さらに「人間の悩みは，すべて対人関係の悩みである」と言う心理学者（アルフレッド・アドラー）もいます。

我々は，病棟・外来・中央部門など働く状況や環境によって，主となる価値観や視点が変わることがしばしばあります。各施設や部署で多少の違いはあるのかもしれませんが，目的は同じで「患者のため」に必要な医療と看護の提供をしているはずです。しかし，「患者のため」と言いながら，患者の利益になっているのか吟味する視点が抜け落ち，「本来の目的」からズレた感情で医療や看護提供をしている場面に出くわすことがあります。それは，「看護師同士が対立し合う」場面です。個人の考えの相違もあれば，部署ごとの違いから生じることもあり，これは昔からの"看護師あるある"とも言えます。おそらくどの施設でも，どの部署でも思い当たる節があると思います。

1 入院病棟看護と透析看護の連携　**181**

たとえば，「患者の呼吸状態が悪化した。急性腎不全だ，緊急透析をしたい」と医師から言われたとき…。

　透析室：「すぐに透析用カテーテルを挿入したい。うっ血解除，効率的な溶質除去，全身状態管理を直ちに行いたい」

　病　棟：「他患者の検査，手術送迎予定があるけど，ほかにスタッフが確保できない。患者の容態把握と同意書確認，家族への連絡，安全確認もしたい」

　決められた時間内に行う「患者のため」の看護が，それぞれにあります。では，なぜ「目的」は同じ「患者のため」であるのに，「看護師同士が対立し合う」のでしょうか？

　その理由として，"はじめは「患者のため」であったのが，いつのまにか「業務遂行のため」"に目的が変化していくためではないかと思います。目的が「業務遂行のため」となった瞬間，お互いが「私たちのほうが大変なのに，わかってくれない」などの承認欲求や，「患者のことを一番理解しているのは，私たちのほう」などの競争意識が高まり，対立し合ってしまうのではないでしょうか。

　患者にするように，看護師同士の対話的コミュニケーションも連携には不可欠です。看護師同士の「関わり方」「伝え方」「伝わり方」に配慮し合える関係性を構築していくことが，「連携＝負担」と感じない関わりの第一歩となると思います。

4　どのような取り組みが必要か

　なかなか特効薬はないのですが，顔を合わせる連携に努めることが必要です。管理者同士も密に連絡をとり，可能ならば，部署へのお手伝いなどの人事交流が良い手段かもしれません。相手の仕事が見えてくると，より良い取り組みが生まれてくる可能性が高くなるのではないでしょうか。

連携のポイント

同じ目的をもった看護師同士だからこそ，具体的に伝え合う

▶「透析は難しくて，わからない」透析従事経験者ではないと，そう感じることが多いようです。透析は基本的にオーダーメードメニューで患者ごとに異なりますし，日々進歩し続けています。そのため，透析医療に従事していない医療従事者が，腎代替療法全般を理解するのは非常に難しいと思います。

▶たとえば，急激なアシデミア（水素イオン指数がpH 7.35未満の酸性に傾いた血液の状態）が解除されたときに出やすい症状，デバイスの種類によって変わる観察管理方法です。急性期の脳疾患は血液濾過（hemo-filtration；HF）に近い状態で溶質除去を行いますが，その意味や病棟での観察事項，医師報告タイミングの目安など，透析医療はオーダーメードだからこそ多岐にわたります。また，透析直前・後の体内は急激な変化が起こり，予期せぬ症状や状況になる場合もあります。

▶そのため，医療従事者同士であっても専門的な視点を具体的に伝わるように伝えていくこと，関わり方，伝え方，伝わり方には十分配慮しなければなりません。そして，お互いにフィードバックしやすい環境を整えることが大切です。

5 緊急入院した患者の療法選択は必要？

「緊急入院した血液透析患者が退院する前に，療法選択の説明をしてほしい」といった依頼を受けたとき，次の①～③のような反応をする医療従事者を目にすることがあります。

①「え？　もう血液透析導入済みでは？」

②「今さら，何を話したらいいのかわからない」

③「誰がやるの？　透析室？　病棟？（入院だから病棟でしょ？／透析のことだから透析室でしょ？）」

---

①の反応：「療法選択＝透析導入前の意思決定マネジメント」だと思っている。

②の反応：「療法選択＝それ自体よくわからない」という医療者の認識不足がある。

③の反応：「療法選択＝負担」と，単に業務負担だと感じている。

---

①～③のいずれにせよ，非常に残念な医療者の反応です。意思決定支援ガイドラインやサイコネフロロジー領域の話にもなりますが，腎代替療法（HD, PD, 移植）が続く限り，療法選択は半永久的に続きます。なぜなら，患者の人生観や価値観，状態は変わるからです。イレギュラーな入院患者の場合，患者のために「これが最善」と医療

や看護を提供します。しかし，注意しなければならないのは，以下のコラムのAさんのように，「これが最善」ではなくて「今は，これが最善」なのだ，ということです。

> **事例コラム**
>
> ### 未受診・未治療，緊急透析導入となったAさんの10年にわたる療法選択介入の事例
>
> Aさん，60歳代男性。原疾患：糸球体腎炎。仕事：飲食業（自営業）。
>
> 経過：X＋1年，体動困難となり救急搬送（未治療・未受診状態），代謝性アシドーシスにより緊急透析施行。HD導入し半年後，自宅退院，透析クリニックへ移動。X＋2年（HD導入1年後），クリニックで透析時に医師B（患者の維持透析クリニックが外勤先の当施設医師）よりPDを勧められ，改めて当施設のPD外来を受診。PD外来受診時に，献腎移植に関する情報提供を実施。献腎移植登録患者となる。X＋3年，HD完全離脱，PD導入（Kt/V＝1.92）。X＋8年（PD，5年目頃），ハイブリッド療法開始。
>
> 現在，PD 9年目，HDへの完全移行時期を検討中。
> ・仕事や生活様式の変化からHD完全移行を希望。
> ・移行時期に関しては，患者自身が時期を検討中。
>
> Aさんのように，退院後の透析クリニックで医師からPDの話を聞いたことをきっかけに，HDからPDへ移行し，現在まで元気に社会生活を送っている患者さんもいらっしゃいます。療法選択は場所，時期に制限はなく，職種も関係ありません。また，患者さんの身体状況を十分に考慮すれば，入院プロセスも関係ありません。透析の有無に限らず，私たちは生きている限り様々なプロセスによって，人生観や価値観も日々変化していきます。その中で，医療従事者と患者さんがどのように向き合っていくかが大切なのです。

6 看護師自身の自己効力感*（セルフ・エフィカシー）が低い

　筆者自身，連携を図っているときに感じていること，それは「患者の自己効力感は高めようとするのに，看護師自身の自己効力感が非常に低い」ということです。たとえば，「だって…。しかたがない」というマイナスな言葉をよく耳にします。「だって（反論）＋しかたがない（不本意ながら）」＝「納得していないが，あきらめて従います」と言っているようです。

　これでは，自己効力感どころか，成功体験すら程遠いのですが，筆者の場合「しかたがない」に＋αの言葉をつけます。「しかたがない…。けど明日はうまくできるかも♪」「しかたがない…って言ってあげる私は，なんて優しい」といった具合です。周りのスタッフがマイナスな言葉を発した場合も，代弁して肯定的な言葉を＋αでつけるようにしています。すると，自然に達成できそうな気持ちになり，次の行動（連携）に移しやすくなります。よろしければ試してみて下さい。

> ＊自己効力感：行動に対する遂行可能感。効力感が低い場合，行動に移しにくい。自己効力感を高める主な方法は，①成功体験，②励ましを言葉にする，③他人が実行するのを見る，④成功イメージ「自分の可能性を認知（認める）する」こと。

文献

1)　日本看護協会：「パワハラ」防止対策について．
　　[https://www.nurse.or.jp/nursing/shuroanzen/safety/healthy_work_place/column/07.html]

参考文献

▶ 日本腎臓病協会，監：腎臓病療養指導士のためのCKD指導ガイドブック．日本腎臓学会，編．東京医学社，2021.

1 入院病棟看護と透析看護の連携　**185**

8章 急性増悪し，緊急導入となった場合の療法選択

2

腎臓内科病棟の入院透析看護

伊藤美香，山田幸恵

Key word　緊急入院，透析看護，精神的支援，多職種連携

Key note
- ▶緊急透析・緊急入院では医師，病棟看護師，血液浄化センターに所属する看護師との連携が重要であり，透析中の患者の状態，緊急入院に至った経緯などの情報共有を行います。
- ▶緊急透析導入では，カテーテル挿入部の固定位置の確認や感染徴候の評価などの透析カテーテル管理が重要です。
- ▶緊急入院では，急な透析治療が必要となり，よりいっそう患者の不安やストレスが強くなる傾向があるため，安心して安全に治療が受けられるように配慮することが大切です。
- ▶多職種カンファレンスは，退院後の患者の不安の軽減や問題解決に有効です。

1　はじめに

　当施設の病棟では，腎臓病が急性増悪し，緊急で入院・血液透析（HD）となる患者を受け入れています。その要因としては，病状が急速に進行した患者，何らかの理由で通院を自己判断で中断して病状が悪化した患者，腎不全保存期に重要となる食事療法や薬物療法の自己管理ができずに病状が悪化した患者などがあります。
　ここでは，緊急透析を要する患者の入院後の様子と入院看護の現状を紹介します。

2　入院受け入れ後の病棟看護：2つの病棟における患者・看護師の状況

　緊急入院後にHDを行う場合，外来へ受診後に，直接，血液浄化センターでHDを開始し，治療終了後に一般病棟へ入院となります。そこで重要となるのが，スタッフ間の連携です。医師，病棟看護師，血液浄化センター看護師と連携し，患者の全身状

態，緊急入院に至った経緯などの情報共有をし，病棟看護師は患者を受け入れる準備
をします。

　緊急でHDを行う患者の多くは，短期留置型透析カテーテルを挿入します。透析カ
テーテルトラブルが起こるとHDの継続が困難になり，透析カテーテルの入れ替えが
必要となるため，患者の負担も増大します。そのため，病棟看護師は患者の全身管理
を行うと同時に，透析カテーテル挿入部の固定位置の確認や感染徴候の評価などの透
析カテーテル管理を行います。

　認知症や不穏状態の患者で透析カテーテル自己抜去が予測される場合は，医師があ
らかじめ家族に身体拘束の同意を得ていることを確認し，患者の同意のもと一時的に
身体拘束を行い，安全に治療を受けられるように配慮します。また，緊急透析導入の
患者は，医師からの説明後直ちにHDを開始するため，予定入院でHDを導入する患
者と比較すると，ストレスや不安が強いと思います。実際に，緊急入院時にはHDを
行うことを受け入れましたが，治療後に全身状態が改善すると「これから先もずっと
透析を続けていくのか」「本当は透析なんてしたくなかった」など，透析治療の将来に
ついての不安を言葉にします。

　透析治療は腎臓を治す治療ではなく，失われた腎臓の機能を代行する治療であるた
め，生涯続けていく必要があります。患者は透析治療によって生活様式の急な変更を
求められることになり，仕事や学業，経済的負担など様々なストレスや不安を感じま
す。我々は患者が透析治療を受容して継続できるよう，患者とともに問題点を解決し，
支援します。

3　維持透析が必要となる場合の入院看護

　急性腎不全のように，透析治療によって腎機能が回復して透析治療を離脱できる場
合もありますが，多くは維持透析が必要となります。

　維持透析でHDとなった場合は，バスキュラーアクセス（シャント，長期留置型カ
テーテル）が必要となります。バスキュラーアクセスは自己管理が必要となるため，入
院中に自己管理方法について説明します。日々の関わりの中で，患者がどれくらい理解
しているかを確認し，退院時には自己管理ができるように指導します。認知症や難聴
など何らかの理由で自己管理が困難な場合は，家族などの協力者への指導も行います。

　また，病棟の担当看護師と血液浄化センター看護師が連携して，HD導入指導を行

2　腎臓内科病棟の入院透析看護　**187**

います。HD導入指導はパンフレット（図1）を用いて実施し，指導内容（図2）や患者の反応は電子カルテに記載し，共有します。ただし，多忙な病棟業務の合間の時間で指導を進めていく難しさや，経験の浅い看護師が，指導が十分ではない中で行わねばならないという現状もあります。

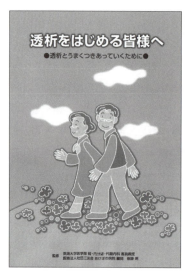

図1　血液透析導入指導で使用しているパンフレット

- 腎不全療法選択外来の実施（　　年　月　日）
  選択理由：
- 特定疾病・身体障害者手帳・障害年金の説明（　　年　月　日/担当者名：　　　　　）
  「透析をはじめる皆様へ」のパンフレットを使用して説明
    ① 腎臓の働き・腎不全の症状と血液透析の働き（　　年　月　日/担当者名：　　　　　）
    ② 透析中に起こりやすい症状と予防方法（　　年　月　日/担当者名：　　　　　）
    ③ 透析患者に起こりやすい合併症と予防方法（　　年　月　日/担当者名：　　　　　）
    ④ シャントの管理（　　年　月　日/担当者名：　　　　　）
    ⑤ 飲水チェックと体重測定（　　年　月　日/担当者名：　　　　　）
    ⑥ 食事療法（　　年　月　日/担当者名：　　　　　）
    ⑦ 日常生活（　　年　月　日/担当者名：　　　　　）
    ⑧ 検査データの見方と必要性（　　年　月　日/担当者名：　　　　　）
- 管理栄養士からの個別栄養指導の有無（　　年　月　日/担当者名：　　　　　）
- 自己止血練習（　　年　月　日/担当者名：　　　　　）
- 主治医に移植登録適否の確認：適・否（　　年　月　日/担当者名：　　　　　）
  献腎移植についての情報提供（　　年　月　日/担当者名：　　　　　）
  献腎移植登録希望：あり・なし（　　年　月　日/担当者名：　　　　　）

図2　血液透析導入指導の内容

さらに，緊急入院後に一時的にHDを行い，入院後の腎臓の状態によっては腹膜透析（PD）で治療を継続できる場合もあります。そのような場合は患者へ療法選択支援を行い，治療の意思決定をします。病棟での療法選択支援としては，患者の性格，生活背景，家族構成など様々な情報をもとに説明をします。生涯続けていく治療ですから，一度の説明で治療方法を決定できない場合もあるため，患者が納得できるまで数回にわたって療法選択の説明をしていきます。PDを選択した患者へは，主に病棟看護師が指導します。しかし，HDと比較するとPDの指導内容は複雑であることや，PDの指導経験のある看護師が少なく，指導できる看護師が限られることなどから，HD以上に指導内容に差が生じてしまう現状があります。患者が退院後も安心して透析治療を継続できるように，すべての看護師が正しい情報提供や統一した指導が行えるように，病棟でも体制を整えることが必要です。

4 緊急透析となった患者，家族への精神的支援

前述したように，緊急入院時にHDに同意し，治療したものの，入院後に透析治療を受容できていないことも少なくありません。患者は透析治療を望まないが，家族が透析治療を希望するというように，家族間で意思決定が異なることもあります。

透析治療が必要となった場合，生活様式の変化は患者だけでなく，家族にも起こります。経済状況の変化や，食事療法への配慮，透析病院への送迎など，様々な部分から患者，家族が受けるストレスや不安は非常に大きいです。まずは，患者や家族の訴えを傾聴・共感し，不安を表出できる環境を整えます。患者を取り巻く生活背景などの環境をふまえた上で正しい情報提供を行い，問題を解決していくことが大切だと思います。必要であれば，退院支援看護師や臨床心理士にも介入してもらいます。透析治療に対するストレスや不安が強い患者については，医師，病棟看護師，血液浄化センター看護師，臨床心理士と連携して情報共有を行い，患者が透析治療を受容して安全に治療を受けられるように支援していきます。

5 多職種連携

透析治療を継続していく上で，自己管理ができる患者と，支援を必要とする患者がいます。訪問看護やケアマネジャーなどの社会資源を利用している場合は，退院支援

2 腎臓内科病棟の入院透析看護　**189**

として多職種カンファレンスを行います。患者，医師，看護師，管理栄養士，薬剤師，退院支援看護師，訪問看護師，ケアマネジャーなどで話し合い，退院後に必要な治療・ケアの情報共有をします。患者は退院後のことで不安に思っていることをその場で表出できるため，不安の軽減や問題解決ができる良い機会となります。また，シャント管理や長期留置型透析カテーテル管理が必要な場合は，パンフレットを使用して訪問看護師や介護士へ観察や管理方法を指導します。

さらに，患者は透析治療と同時に食事療法，薬物療法も継続しなければなりません。退院時には，家族が同席して栄養指導や薬剤指導を受けることができます。必要時には社会資源の情報提供，転院調整など退院支援看護師との連携も行います。このように，退院後も患者が生活の一部として透析療法が継続できるように，入院中から多職種で連携して支援していくことが大切です。

説明のポイント

▶緊急透析が必要で入院する場合，透析治療が先行するため，透析治療を受容できない患者が多くみられます。

▶そのため，多職種で連携しながら，透析治療を受容して安全に行えるよう指導していきます。

参考文献

▶ 門川敏明：患者さんとともに理解するCKDと血液透析．南江堂，2015．

▶ 日本腎臓学会，他編：腎代替療法選択ガイド2020．ライフサイエンス出版，2020．

▶ 岩満裕子，編：透析療法の理解とケア．学研，2004．

> **事例コラム**
>
> ### 「死んじゃえば誰にも迷惑かけなかったって思う」
>
> 患者Aさんは40歳代女性。既往に糖尿病があり17歳より内服治療をしていました。ある日，いつも通り出勤準備をしていると呼吸苦が出現し，救急車で搬送されて緊急入院となりました。集中治療室にて治療を開始し，HDを行い，維持透析が必要となりました。入院前にも腎代替療法についての説明は受けておらず，入院後も透析治療を受容できていない状態でした。さらには，シャント手術を受けたもののシャントが閉塞してしまい，長期留置型透析カテーテルを挿入して維持透析となりました。
>
> Aさんは「なんであのとき，息が止まらなかったんだろう。死んじゃえば誰にも迷惑をかけなかったって思う」と話していました。また，「透析を始めると仕事ができない」「透析を始めたら，ひとりでは何もできない」などの，維持透析による生活への影響の大きさへの懸念がありました。
>
> Aさんは人見知りで，自ら話したり気持ちを表出したりすることはありません。医師，病棟看護師，血液浄化センター看護師，臨床心理士が連携し，時間をかけて何度もAさんと面談をし，透析治療が受容できるように透析治療やカテーテルの管理方法，社会資源などの情報提供を行い，不安の軽減に努めました。維持透析が必要だと説明を受けた当初は，ひとりで泣いている姿がありました。しかし，徐々に笑顔がみられて，退院後の楽しみについても話してくれるようになり，退院時には透析治療への受容ができていました。透析治療において，精神面での支援はとても大切になります。医師，看護師，臨床心理士など，様々な職種と連携することで，維持透析となった患者さんが，退院後もその人らしい人生を送れるように支援していきたいものです。

9章

わかりにくい医療費をどのように説明するか：
療法選択支援外来から社会資源の活用を模索する

9章 わかりにくい医療費をどのように説明するか：療法選択支援外来から社会資源の活用を模索する

1

生活困窮を訴える場合の対応

瀬尾季余子, 奥山正仁

Key word 医療費, 透析費用, 特定療養疾病, 身体障害者手帳

Key note
▶腎代替療法選択支援外来 (以下, 療法選択外来) では医療費について質問がなくても必ず説明します。
▶金銭面などのプライベートな内容でも看護師から話を切り出して説明します。
▶社会保障制度の手続きについては「いつ, どこで, 何を, どうする」ということを伝えることが大切です。

1 はじめに

　療法選択外来に来院する多くの患者が,「透析治療になると, いったいいくらかかるの？」と質問します。インターネット上に情報は多くありますが, どれが自分にあてはまるのか確信が持てず不安の中にいるのでしょう。また, インターネットで調べてみたものの, 実際のところはどうなのだろう？と誰もが疑問に思うものでしょう。患者の多くがそのような疑問と不安を抱えて, 療法選択外来にやってきます。
　そのため, 療法選択外来では医療費については必ず説明するようにしています。
　医療費の説明をする際は, 患者にわかりやすく,「いつ頃に, 何をどうして, どうすればよいのか」ということを具体的に示します。そうすることで, 患者の不安はより軽減するでしょう。医療費についての不安が軽減することで, 患者自身が, 治療に対して少しでも前向きになれるのではないかと, 患者との関わりを通して感じています。療法選択外来に来院した患者個々に合わせた説明が大切です。

2 透析導入になったら使える社会資源

　透析導入になったら, 特定療養疾病と身体障害者手帳の申請が可能です。都道府県

によって申請できる内容が異なるため確認が必要です。当施設の療法選択外来で説明している内容を下記に紹介します（図1）。

療法選択外来で使用する説明用紙の文章

特定療養疾病とは

　厚生労働大臣が定める特定疾病（人工透析が必要な慢性腎不全）の場合は，医療機関での医療費の月額は定められた負担金額までとなります。

身体障害者手帳とは

　医療費の軽減，税金の優遇，交通機関の運賃割引，障害年金の受給など様々なサービスが受けられますが，その要件を満たす状態であっても身体障害者手帳を所持していないと受けられないサービスもありますので，必ず申請して下さい。なお，各市区町村や等級によりサービスが異なりますので，詳細については市区役所もしくは町村役場の窓口へお問い合わせ下さい。

　また，患者に説明する際は，具体的な費用を伝えます。「透析になったら，透析にかかる月の医療費は1万円程度です。これは所得によって2万円の方もいらっしゃいます」というように，実際の金額を提示します。所属する施設で患者に渡せる書類を作成し，申請場所が記載されているものを渡すことをお勧めします。

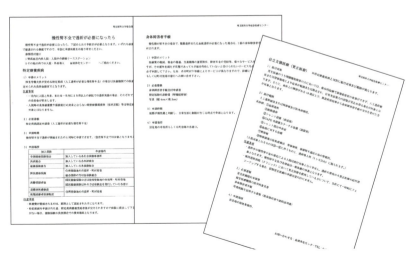

図1　慢性腎不全で透析が必要になったら：説明用紙の掲示

3 生活困窮者の場合

　療法選択外来の場では，医療費との兼ね合いから生活困窮を訴える患者は少なくありません。そこで，入院費用などであれば，限度額適用認定証の申請や高額療養費制度などの情報提供を行います。困難事例については，当施設内にある医療福祉相談室（医療ソーシャルワーカーなどが相談に応対）へ案内しています。

　生活困窮がある場合，腹膜透析のような費用がかかる治療は向いていない可能性がありますので，あらゆる面からの検討が必要であると考えます。また，医療制度については毎年変更があるため，専門部署に相談してもらうよう説明しているのが現状です。患者の経済的な問題も考慮しつつ，療法を選択する必要があります。

説明時に心がけるポイント

▶ 透析治療になる場合の社会保障制度として，特定療養疾病，身体障害者手帳，自立支援医療（更生医療）についての説明用紙を手渡しします。透析導入になった場合，導入月から申請ができることを伝えます。そのため，入院するときには必要書類がそろっているよう，関係部署に申請用紙を取り寄せておくように説明しています。身体障害者手帳の申請には，証明写真が必要であることも伝えます。

▶ 「いつ，どこに，何を，どうするのか」を患者に伝え，いつからその制度が適用になるかを知ってもらうことが不安の軽減につながります。また，身体障害者手帳を取得すると障害者年金の受給対象にあたる可能性がありますが，申請にはいくつかの要件がありますので，患者自身で社会保険事務所に問い合わせてもらうよう説明します。

▶ 療法選択外来で重要なことは，すべてを説明しなければならないことではなく，「患者さんに道を示して差し上げる」ということです。そうすることで，患者は自分自身で次の道に進めるのです。後から，「あのとき教えてくれなかった……」という思いは，医療不信にもつながりかねません。初めの説明はとても重要です。

▶金銭的な問題は患者のプライベートに関わることであり，話すことを拒む方も多いかと思います。患者の誰もが気にしている内容であることを説明し，金銭的な内容の質問が出なくても看護師から話を切り出すようにしています。そして，必ず説明したことをカルテに記載するようにしています。これらをスタッフ全員の統一事項としています。

事例コラム

看護師から説明があって初めて金銭面の質問をすることができた事例

療法選択外来に来院したあるご家族は，一見して，ごく普通のご家庭でした。高齢のご両親にご家族（娘さん）が付き添っているようでした。

患者さんは高齢の父親でした。3人の表情は硬く，不安そのものでした。ご家庭の状況を聞き，療法の説明を行うと，少しずつその表情が柔らかくなってきたのを感じました。説明が後半に差しかかり，質問はないか確認しましたが，医療費についての質問はありません。

そこで，看護師のほうから，「透析治療になると，どれだけ治療費がかかるのか気になると思いますので，その説明をしますね」と医療費について切り出しました。すると，表情が変わりました。患者さんとご家族は口に出すことはありませんが，「医療費!! どうなるの!?」という感情が伝わってきます。説明を聞いているときの患者さんの姿勢が前のめりなのです。

医療費という大きな不安から解放されると，いろいろな質問が飛んできます。ひと通り説明が終わると，「とりあえず，先生から入院の話が出たら，書類をもらいに行けばいいのね」と，治療に対して前向きな発言も聞かれるようになりました。

経済的な不安から解放されることで，少しずつ治療というものを受容していくのだと思わされた事例でした。

1 生活困窮を訴える場合の対応

9章 わかりにくい医療費をどのように説明するか：療法選択外来から社会資源の活用を模索する

2

外国人への療法選択支援のしかた

佐伯聡美，安田多美子

Key word　在留外国人，渡航受診者

Key note
▶医療従事者に語学力がなくとも，「関わり方，伝え方，伝わり方」を工夫すれば相手を理解することは可能です。
▶どんなツールも一長一短，限界があるからこそ共同意思決定（SDM）が重要です。
▶説明ではなく，「対話的コミュニケーション」が必要です。対話が難しい患者こそ「聴く」姿勢でSDMを活用。良い意味で日本人は本音と建前が得意なのですから…。

1 はじめに──語学力のなさは関係ない

　厚生労働省の『「外国人雇用状況」の届出状況まとめ（令和5年10月末時点）』[1]によると，外国人労働者数は年々増加しており，「専門的・技術的分野の在留資格」の労働者数や永住者，日本人の配偶者など「身分に基づく在留資格」の労働者数ともに増加傾向となっています。在留外国人も長期滞在するとなれば，日本の医療保険制度を利用する機会が必ず出てきます。実際，筆者自身も療法選択支援外来や透析導入時に外国の方と関わる機会が増加しました。そして，多くの外国の方が国に関係なく，母国語＋αとして英語なら理解できるという傾向があることに驚きます。
　しかし，日本語はというと，皆こぞって「日本語は難しい，カタカナなら少し読める。話すことも難しい」と言います。多くの外国人の療法選択に対応してきましたが，いまだに筆者の英語は中学3年生レベルに達するかどうかですし，はっきり言えば日本語以外話すことはできませんが（筆者のようなコメディカルが大半だと思っています），療法選択支援はできます。誤解が生じるといけないので書きますが，語学力が必要ないわけではありません。療法選択外来は，語学力以外の部分が大きいのです。「関わり方，伝え方，伝わり方」を工夫し，相手に伝え相手を理解する「対話する力」が大切であり，語学力のなさは関係ないということです。

2 医療機関を受診する外国人

外国人患者は，①在留外国人患者，②医療目的で日本の医療機関を受診する外国人患者（渡航受診者），③日本滞在中に病気や怪我で治療が必要となった訪日外国人旅行者患者，の3つに分類されますが，療法選択支援外来を受診する外国人は，ほぼ①在留外国人患者です。この場合，日本の公的医療保険に加入している場合がほとんどです（②，③の方の医療費は100％自費）。

在留外国人であれば日本で生活しており，ある程度の会話も可能です。さらに通訳などが可能な家族や支援者が日本にいる場合が多いのではと思うかもしれませんが，医療を受けるとなれば話は別です。いくら日本語の日常会話が可能でも，通訳支援者がいても，医療用語や医療制度を十分に理解し納得することは困難なのが現状です。

【外国人保険者】

外国人のうち要件を満たす方は，日本の公的医療保険に加入している。

● 健康保険

健康保険（社会保険）への加入が義務付けられている会社に勤め，一定の要件（在留ビザなど持っているなど）を満たす場合に加入。健康保険の保険者は全国健康保険協会または健康保険組合。

手続き：入社した企業とともに行う（企業が準備した書類に個人情報を記入し，在留カード，パスポート，マイナンバーカードを貼付）。

保険証発行：書類提出後，7〜10日程度で保険証が届く。

保険料：健康保険組合や居住地域，収入によって異なる。

● 国民健康保険

外国人のうち住民登録を行っている方，たとえば留学の外国人，ワーキングホリデーで来日している外国人で，健康保険の対象ではない75歳未満の方は，市区町村が運営する国民健康保険に加入。

手続き：加入者自身が市役所などへ行って行う。

保険証発行：当日発行，その日から使用可能。

保険料：市区町村によって異なる。

---

2 外国人への療法選択支援のしかた　　**199**

●住民登録を行っている75歳以上の方

後期高齢者医療制度に加入する。

手続き：後期高齢者医療制度を運営するのは後期高齢者医療広域連合だが，加入
　　　　や脱退などの手続きは，住民登録のある市区町村で行う。

保険料：収入や生活状況によって異なる。

自己負担額：1割負担（所得がある場合は3割負担）

・健康保険加入者，国民健康保険加入者の場合は，外国人も3割負担
・高額療養制度もあり，収入に応じて毎月の医療費自己負担額に上限がある。
・医療費が高額になり，自己負担額の上限を超えた医療費は払い戻しを受けられる。
・日本での移植登録，移植医療も受けることが可能。

（文献2をもとに作成）

3 様々なツールの活用とSDM

　筆者がよく使うツールは，インターネット翻訳や翻訳機器システムです。翻訳システムで患者と対話をしながら文章を作成し，理解を深めてもらう方法です。各医療施設で様々なツールを準備しているところもあると思います。もちろん当施設にもタブレット型の外国人対応ツールがありますが，自部署のパソコンを使って対応することが多いです。理由として，患者本人が腎疾患や日本の医療制度を理解していないことが大半なため，説明と同時に一緒にその場で調べ，資料提供ができるからです。また，患者の国の状況を調べて患者自身に確認してもらうことができ，対話した文章はその場で印刷してカルテ保存，患者にも渡すことができるなどのメリットがあります。

　しかしデメリットもあります。「翻訳された言葉が正しく伝わっているのか？」ということです。では，「通訳者がいればどうか？」ですが，まず「その通訳者が理解し，患者へ伝えられたのか？」という問題が出てきますし，通訳者と患者両方の状況もその都度確認しなければなりません。であるならば，「通訳者が医療関係者であれば？」と思うかもしれませんが，「腎代替療法を理解して話をしてくれるのか？」となります。伝え方，言い回しなどニュアンスが変われば伝わり方も変わりますし，多言語を扱える医療者はそう簡単には存在しません。要はどのツールを駆使したとしても限界があり，一長一短なのです。本来ならば，外国人向けパンフレットがあればよいのですが，

200　**9章　わかりにくい医療費をどのように説明するか：療法選択支援外来から社会資源の活用を模索する**

透析や腎疾患について多くの国の言葉に訳されたパンフレットや資料はないのが現状です。

大切なのは「関わり方，伝え方，伝わり方」を工夫することです。どんなツールを使えども，相手を理解することから始めなければ，何も始まりません。

- 医療をどこまで受けるか？（宗教や文化，倫理観）
- 金銭的問題（公的医療保険，他に加入している医療保険など）
- 支援者：キーパーソンの確認（日本と母国の両方）
- 医療提供後，母国への帰国の有無
- 職場の状況，就労条件

上記の確認は療法選択外来のみならず，医師や医療事務とも連携をとり，様々な視野・視点から確実な情報を得る必要があります。だからこそ，腎代替療法のアプローチである「多職種で何度も繰り返し行うSDM」が重要なのだと思います。そして，療法選択の場は「説明ではなく，対話的コミュニケーション」の場である必要があります。

外国人への療法選択支援のしかたのポイント

▶加入している社会保険を確認した後に説明を始めます。

▶医務課とも連携しておくとよいでしょう。

▶遠回しに伝えず端的に，ややストレートな表現のほうが伝わります。

4 「聴く」の重要性

国や文化，環境が違っても対話するときの「相手を知る」＝「聴く」姿勢に変わりはありません。我々日本人はどちらかというと，常日頃から気がつかないうちに相づちを打ち，相手の反応を窺い，聞き，共感することが得意な国柄ではないでしょうか。普段，皆さんは提案された事柄に対して，すぐに「No！」とは言いませんよね。「Yes！」と言わないまでも，「そうだね」と諭しながらこちらの提案を提示していくなど，本音と建前ではないですが，相手の状況とニーズを窺いながら生活をしていませんか？しかし，白衣を着て医療の提供側に立つと，なぜか「No！」「無理！」と言ってしまったり，医療のアプローチパターンのパターナリズムに近くなってしまったりする傾向にあります。後述のコラムのKさんの場面のように，まずは患者の状況を確認し，未

2 外国人への療法選択支援のしかた　**201**

来につながるニーズをゆっくり引き出していくと，対話しているうちに考えがまとまり答えが出てくることが多いように感じています。このように，対話が難しい患者こそ，「聴く姿勢」，SDMの活用が必要なのではないでしょうか。

文献

1) 厚生労働省：「外国人雇用状況」の届出状況まとめ（令和5年10月末時点）．
[https://www.mhlw.go.jp/stf/newpage_37084.html]
2) 厚生労働省：外国人患者の受入れのための医療機関向けマニュアル（第4.0版）．
[https://www.mhlw.go.jp/content/10800000/000795505.pdf]

事例コラム

シングルマザーの在留外国人患者Kさんの事例

フィリピン出身のKさん，40歳代女性。数年前に日本人の夫と離婚，現在は仕事をしながら子ども2人（子は日本国籍）のシングルマザーとして生活しています。言葉はタガログ語（母国語），英語。日本語は簡単な日常会話のみで，カタカナとひらがなは読めます。1年前に会社の健康診断で腎機能低下を指摘されましたが受診しませんでした。下肢浮腫が出現し，自宅近くの医療機関を受診したところ末期腎不全との診断を受けました。受け入れることができず複数の医療機関を受診，当施設は4箇所目の医療機関で，既にCr 7.31，eGFR 5.6でした。キーパーソンは義理の兄（患者の姉の夫，日本人）ですが来院できず，患者の実姉（日本語は片言）と一緒に腎代替療法選択支援外来へ来室しました。Kさんは「フィリピンは健診しない，透析週1回の人いる，お金かかる。日本は？　子どもが心配。日本で生活したい，仕事できる？　先生みんな言うことが違う，怖い」と訴え，異国の医療の違いや文化，人生の選択にパニックに陥っていました。翻訳ソフトを使い，訴えに対して腎機能，腎不全，治療，退院後の生活について，医療保険なども交えて「説明ではなく，対話」をしました。そして最後に，具体的に考える順番を提示しました。

①治療方針は「一緒に決めて」いく。
②子どもにも直接説明し，実姉にも育児の協力を得る。
③病気を受け入れて，治療とともに生きる（仕事も含め，日本で子どもたちと一緒に生きる）。
④医療者も「一緒に，最善を見つけて」いく。

最後の④を提示したときに，患者も実姉も「ありがとう」と泣いていました。血液透析を導入後，仕事を続けながらシングルマザーとして日本で生活をしています。今でも，院内で出会うと，「命の恩人」と看護師の手を握りながら笑顔で話しかけてくれます。

10章

災害大国日本

10章 災害大国日本

災害を想定した情報提供

足立亜由美，奥山正仁

Key word 腎代替療法選択支援における災害情報，腹膜透析と災害，
血液透析と災害，腎移植と災害

Key note
▶災害時に陥るリスクを説明します。

▶備えることでリスクを回避します。

▶地域の災害ハザードマップに注目し，地域に合った情報提供をします。

1 はじめに

　度重なる地震，異常気象がまねく水害，台風被害などの影響を無視するわけにはい
きません。血液透析は週3回の通院，腹膜透析・在宅血液透析は自宅で行う治療で，基
本的には休むことができません。「透析は雨の日も，雪の日も，地震に遭っても，続け
ねばならない」ということを理解してもらい，過去の災害時の情報なども提供します。
過去の被災経験の有無にかかわらず，「災害時は，透析どころじゃないから休んでもし
かたないのでは？」「停電とかになったらあきらめるしかないの？」などの不安を訴え
る患者もいます。

　災害大国の日本においては，「日々，災害について意識して生活できているか」が大
切と考えます。本章では，療法選択外来で行う，災害を想定した情報提供について述
べます。

2 災害大国日本の透析医療

2-1 透析患者と透析施設は，平常時からの連携が不可欠

　災害対策で大切なことは，前述の通り，日々，災害について意識して生活できてい
るか？　ということです。地震直後の社会全体が混乱している中，停電などが長期に
わたる場合は（東日本大震災などの状況から），県内数千人の患者が透析困難となり，

206 **10**章 災害大国日本

1～2日で安否確認を行い，支援透析を受け入れてくれる場所を確保しなければなら
ず，そこに被災地を離れてスタッフとともに移動しなければなりません。速やかに支
援の場に移動するには，透析患者と透析施設との連携が不可欠です。

2-2 透析施設へ避難後について

　避難後も混乱は続き，インターネットや電話などの通信機能なども復旧がままなら
ない中，透析条件や体重設定の情報が不足し，透析を手探りで行わなければなりませ
ん。患者自身も，平常時より治療に積極的に関わり，自分のアレルギーや体重設定，内
服薬，ESA製剤の量などを把握することで，結果，災害に強い患者となることができ
ます。

　東日本大震災では，津波などの被害を受けた施設もありますが，建物の損傷が少な
い地域でも，断水や大規模停電の影響により，宮城県では県内の約4,700名の透析患
者のうち1,000名が透析困難となり，福島県では原発事故の影響で2施設が稼働不能
となり，最終的には県内約4,500名の透析患者の1/4が県外に避難したそうです。

2-3 備えることで，被災を最小限にできる

　関東圏内は，透析医療が開始して約40年以上，治療困難となるほどの災害の経験は
ほぼありませんでした。当施設のある埼玉県では，2014年に秩父の山奥で大雪によ
り通院困難となった患者に，自衛隊や消防などが除雪しながら救出に向かったという
ことがありました。当施設の腹膜透析（PD）患者も，同様に山奥で孤立してしまいま
したが，透析液や内服薬を十分に備蓄していたので，何ら問題なく過ごすことができ
ました。

　2018年の台風21号では，近畿・東海地方を中心に広範囲で水害に見舞われまし
た。台風は事前に予報がありましたので，大抵の患者は安全な場所に避難し，PDの場
合は自動腹膜透析（APD）の器械などは2階などの高い場所に移し，問題はありませ
んでした。しかし，自宅が水没し，透析液が汚染されて使用できなくなる被害があり
ました。

　備えることで，被災を最小限にすることができます。仮に南海トラフ巨大地震や首
都圏直下型地震が発生した場合を考えてみましょう。時間帯，津波や火災の有無にも
よりますが，数千から数万人の透析患者が被災することが予想されます。医療者自身
も被災し，比較的被害が少ない地域でも数日間流通がストップし，ダイアライザーや

災害を想定した情報提供　　**207**

透析液が安定供給できない恐れがあるという不安があります。

　職場と透析施設が離れている場合や，独居で透析生活の方もいるため，安否確認だけでも困難となるでしょう．近くの避難所に避難後，自分で「私は透析患者で，治療を継続しなければならない」ということを被災支援スタッフや自衛隊などへ伝え，自ら透析施設に連絡する，などの行動ができる必要があり，日頃からの備えが重要です．

3 透析施設・透析患者の災害対策

3-1 透析施設の災害訓練

　透析時の被災に関しては，各施設で，透析を緊急離脱できるようにスタッフが訓練を実施しており，災害時の初動に関しては，アクションカード(図1)などを活用しています．支援透析や，被災情報の発信については，厚生労働省の「広域災害救急医療情報システム(emergency medical information system；EMIS)」，DMAS (Disaster Medical Assistance Student，日本災害医学会学生部会)訓練などや，「日本透析医会災害時情報ネットワーク」や日本全国の透析施設間での共助を行える訓練を定期的に行っています．

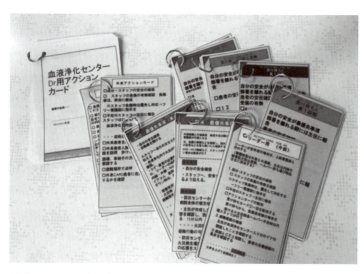

図1　アクションカード

3-2 在宅血液透析患者の災害対策

万が一，透析液やダイアライザーの供給が困難となった場合に備えて，自宅にはある程度の備蓄をするように指導しています。しかし，自宅が停電，断水したら治療を継続することができません。自宅が被災した場合に関しては，透析管理を行っている施設から遠方であることも多いため，自分で避難所などへ支援透析が必要であることを伝え，行動できるよう平時より声をかけています。

3-3 腹膜透析患者の災害対策

PDは，災害には強い治療であると言えます。連日透析を行っているため，1～2日PDが困難となっても焦ることはありません。透析液さえ供給されれば，ある程度通常透析を継続することができます。

当施設の患者の例では，2014年の大雪の際や，自分や家族がCOVID-19に感染し，受診や外出が困難となった場合なども，災害への備えが役立ちました。雷が変電所に落ちて起きた大規模停電の際には，日頃から「緊急時は，APD治療を無理して継続しなくてよい。翌日，治療継続が困難であったならば連絡をする」という指導がされていたため，翌日，停電地域に確認を行ったところ停電時は自己判断で治療を中止しており，焦った患者から病院に電話が殺到するということもありませんでした。

日頃より，自宅には，停電に備えて手動で行うツインバッグを最低2箱は常に備蓄し，災害で透析バッグが破損しないように，収納方法などを導入時に説明しています。TSCD®（テルモ社）などの接続機器の充電や，つなぐ®〔ヴァンティブ社（旧・バクスター社）〕などのバックアップのニッケル水素電池（エネループ®）は常にフル充電にし，電源は自分で備えるよう指導しています。

また，過去に被災したPD患者の情報をもとに，緊急時に近所でどこに行けば電気が確保できるかという点も確認しています。APDの被災に関する動作も，APD指導時や年に1度のPET検査時に説明をしています。また，日常的にPD業者側と患者側がメールや携帯電話で在庫確認を行っており，各社ともに被災に備えたバックアップシステムがあるため，地域全体が被災した場合でも速やかに支援できるシステムになっています。また，病院側も，患者の住所をリスト化し，地域ごとにすぐに安否確認が可能なように電子カルテとは別の媒体でリストを管理して備えたり，施設ごと，地域ごとに災害対策を行ったりしています（図2）。

被災時に普段行っていない治療をすることは，ストレスがかかります。日頃から旅

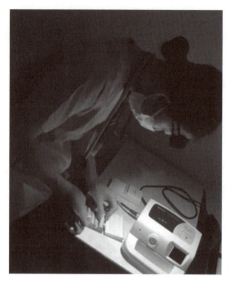

図2 スタッフが行う暗がりでの災害訓練

行を計画する患者などは，自宅を離れなければならないときに何が必要かということを常に考えているため，災害や未曾有の事態に強いということもわかりました．既に，出先などで充電器やエネループ®の使用などを経験したことがある，という患者も多数います．旅行などの経験から，「自宅に発電機があったほうがよいと感じ，購入しました」と，災害意識を高めた患者もいました．電源と透析液の在庫の確保ができていれば，PD患者は被災には対応できます．

3-4 腎移植後の患者の災害対策

災害の影響はあまり受けないように思われますが，災害に備えて2週間程度の薬を備蓄するように指導しています．抗菌薬などは災害時には比較的早く被災地に届けられますが，免疫抑制薬は手に入りにくい薬です．避難時はすぐにお薬手帳を持ち，避難所の医療者に伝えるようにと説明をしています．

災害対策についての説明ポイント

▶透析は災害時であろうとも継続が必要であることをしっかりと理解してもらいます。

▶何より日頃からの備えが重要です。地域の状況・個々の患者に合わせた事前の情報提供がカギとなります。

4 今後の課題

災害対策は，透析医療界全体の問題・課題があると思いますが，これまでの災害を振り返ると，支援がなされ治療継続ができていました。

しかし，首都直下型地震や南海トラフ地震，津波など今後も今まで経験したことのない大災害が起きる可能性があります。また，山間の地域や離島など医療物資が容易には流通しない場所に住んでいる患者は，冬の吹雪や台風の通過など，毎年，治療が困難となるリスクが予想されます。

よって，地域の特性に合った情報提供が必要であり，医療全体の災害意識をさらに高め，平常時から患者への防災指導と訓練を行うことが課題であると考えています。

参考文献

▶ 赤塚東司雄：改訂2版　透析室の災害対策マニュアル．MCメディカ出版，2012．

▶ テルモ株式会社：CAPDサポート．p8-9．

▶ テルモ株式会社：PDライフ．2015，vol.16．

▶ テルモ株式会社：PDライフ．2011，vol.07．

▶ 株式会社ヴァンティブ：PD患者さんのための災害対策マニュアル．
[https://www.baxterpro.jp/sites/g/files/ebysai771/files/2019-03/pd_disaster.pdf]

▶ 株式会社ジェイ・エム・エス：CAPD災害マニュアル．
[https://capd.jms.cc/pdf/saigai.pdf]

▶ 日本透析医学会：透析患者さんへ～災害に備えて．pdf．
[https://www.jsdt.or.jp/public/2120.html]

▶ 花房規男，他：表2　都道府県別の透析患者数および治療形態，2022．わが国の慢性透析療法の現況（2022年12月31日現在）．日透析医学会誌．2023；56(12)：480．

事例
コラム

腹膜透析を行うAさんの被災事例

2019年，台風19号で埼玉県川越市にある当施設の近隣の河川が氾濫，川越市だけで約200棟が床上浸水し，約1,700世帯，約4,000人が避難所に避難しました。PDをしている70歳代女性のAさんは，自分の住む地域が警戒レベル4，避難勧告から避難指示に変更となり，近くの避難所へ避難しました。自宅がある場所が低い土地であったため浸水。念のためキャプディール®TSCD®の器械は2階に移動させており無事でした。しかし，自宅の1階部分に保管されていた透析液は浸水し，外袋が汚染されました。台風により流通が混乱しており，宅配の手配はすぐには困難で，連絡から5日後に配送されることになりました。浸水した透析液は使用しない方針としたかったのですが，自宅も浸水しており，交通手段もないため病院にも来られないとのことでしたので，やむなく透析液が宅配されるまで自宅にあるものを使用することになりました。

台風が大きな水害をもたらす可能性は，前日よりニュースとなっていました。災害用の透析液は自宅に備蓄していましたが，もともと災害が少ない地域であり，長年住んでいた自宅が過去に浸水したことはなかったため，浸水を想定した場所に保管していませんでした。しかし，自宅がある場所は，ハザードマップでも浸水の可能性がある地域でした。

今回，透析液が自宅に届くまで5日間かかりました。広範囲な災害時は，さらに遅れることが予想されます。今後は，自宅が浸水しやすい場所にあるかという点も確認しながら，防災の情報提供を行う必要があると考えさせられる事例でした。

11章

始めましょう，療法選択支援外来

11章 始めましょう，療法選択支援外来

1

当施設における療法選択支援外来の歩み——診療体制と運営環境の紹介

安田多美子，長谷川総子

Key word 血液浄化センター，療法選択を担うスタッフ向け教育，腎代替療法専門指導士

Key note
- 当施設の血液浄化センターは，血液透析部門，在宅透析部門，バスキュラーアクセス部門，特殊血液浄化療法部門，腎移植部門，の5つの部門が連携する施設です。
- 医師，看護師，臨床工学技士が協働連携して，血液透析，腹膜透析，在宅血液透析，血漿交換，急性血液浄化療法，腎移植登録業務，腎移植術後の管理を行う中で，腎代替療法選択支援外来を担っています。
- 腎代替療法選択支援外来を担うスタッフ向け教育は，腎臓機能と腎代替療法に関する知識，看護管理，患者の評価，患者のケアに関する情報，支援サービスなどが必要で，様々な分野について包括的な情報を提供できることが重要と考えます。
- 新資格「腎代替療法専門指導士」を有した医療専門職を中心として患者・家族を支援する連携体制が促進され，在宅透析である腹膜透析や在宅血液透析，腎移植などの情報が提供され，在宅患者の割合が増加することが期待されています。

1 はじめに

　筆者らが所属する施設は，私立大学の地域基幹病院として1985年に開院しました。2024年現在の診療科目は36あり，入院許可ベッド数は1,053床，外来受診者は1日約2,100人です。また，高度救命救急センター，小児救命救急センター，総合周産期母子医療センターを併設し，ドクターヘリ基地病院の指定を受けています。その36診療科の中で，腎疾患を診る腎臓内科教室は開院時より開講され39年目を迎え，外来受診者全体の35％を占める来院者の外来診療をしています。

　当施設における腎代替療法選択支援外来は，透析部門において2006年より取り組みを開始しました。本項では，当施設内の血液浄化センターにおける「腎代替療法選択

支援外来」の歩みと，現在までの診療体制と運営環境を紹介します。

2 「人工腎臓部」から，5つの部門が連携する「血液浄化センター」へ

血液浄化部門は，1985年の開院当初から「人工腎臓部」として，透析ベッド11床，診察室1室で，腎臓疾患を診る診療科教室（基本学科）のもとで運営され，特殊血液浄化，血液透析，在宅血液透析，腹膜透析，バスキュラーアクセス外来などを行っていました。2017年，病院改築に伴い現在の「血液浄化センター」の名称で運営開始しました。現在は透析ベッド20床，外来診察室3室，在宅透析指導室1室，透視下手術室1室と施設が拡大され，献腎移植登録更新外来も担う病院中央部門の1つとして運営しています。

透析療法を必要とする患者の受診科は，腎臓疾患を診る診療科（腎・高血圧内科）はもちろん，神経内科，消化器内科・外科，血管外科，皮膚科，膠原病内科をはじめとする様々な診療科にまたがっています。透析療法のみならずアフェレシス療法，急性血液浄化療法などの特殊血液浄化療法も行い，近年では日齢数日の新生児の治療にも取り組んでいます。

血液浄化センターは，日曜日（休診）を除く平日と祝日の8時30分〜20時過ぎまで，診療と治療を行っています。腎代替療法として血液透析，腹膜透析，在宅血液透析をはじめ，自己免疫疾患や肝不全などに対する血漿交換や手術後などの急性腎不全に対する急性血液浄化など，あらゆる血液浄化療法を対象にしています。また，腎臓移植実施施設として，腎移植希望者の登録業務を担当し，腎移植を受ける患者の手術前後の管理を行っています。

「血液浄化部門」は，透析導入，合併症入院を中心に治療を行い，「在宅透析部門」は，従来からの腹膜透析を行う患者の診療と在宅治療支援に加え，在宅血液透析を積極的に取り入れ，その患者の診療と在宅訪問と在宅治療支援を行っています。「バスキュラーアクセス部門」は，血液透析患者の最も大切なバスキュラーアクセス（シャント血管）を守るための管理・治療を担い，「特殊血液浄化療法部門」が集中治療を中心とした急性血液浄化療法やアフェレシス療法を行います。そして，「腎移植部門」は，所属施設の臓器移植センターと連携し，献腎移植（登録県下1位），生体腎移植を積極的に進めています（図1）。これら5つの部門が連携しながら運営されているのは，全国的にみても数少ない大学基幹病院の1つと認識しています。近隣医療圏において，中核施

1 当施設における療法選択支援外来の歩み──診療体制と運営環境の紹介　**215**

設としての役割を果たすため，地域の医療機関から信頼される血液浄化センターとなるよう，日々努力をしているところです。

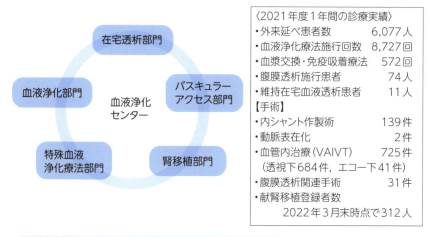

保存期のCKD患者・家族に向けた「じんぞう病教室」を開催

図1　5つの部門が連携する血液浄化センターの診療実績

3 血液浄化センターの診療体制と運営人員

　腎臓疾患を診る診療科（腎・高血圧内科）に在籍する医師が，入院患者と外来患者に対して3チーム体制で診療にあたっています。透析療法を専門とする医師は曜日ごとのローテーションを組み，血液浄化センターの血液浄化フロアに必ず1人以上常駐するようにしています。患者急変時対応は，院内迅速対応システム（rapid response system；RRS）をとっており，アージェントコールすると救命チームが現場に駆けつけます。

　看護師は，8時間常勤者17名と6時間常勤者が3名の計20名が在籍しています。平均年齢44歳，看護経験平均20.8年，透析経験平均7年で，8割が幼児と学童の保育中のため，急な休みにも全員が協力して勤務調整しています。日勤業務の早番・遅番のシフトを組み，1日10名の看護師が8時30分から業務にあたっています。看護補助者は1名で，看護師とともに看護チームの一員として診療補助の一端を担っています。

　臨床工学技士は，28名が臨床工学部（病院全体の診療支援と機器管理，機器取り扱

いの教育を担う部門）に在籍し，うち8時間常勤者8名が血液浄化センター要員として年単位で配属され，臨床の状況に応じた業務支援ができるようなローテーション体制にあります。この8名の中には，病院管理当直者として夜間帯の診療支援と機器管理業務を担う者も含まれます。

　常駐する医療従事者は，医師，看護師，臨床工学技士の3職種のみで，事務員や薬剤師の配置はありませんが，管理栄養士が外来診療時間に血液浄化センター内の一室において，患者・家族への食事指導を行っています。また，臨床心理士が腎代替療法選択支援外来において，看護師と協働して患者・家族への面談・心の整理ができるようなアプローチを行っています。

4 腎代替療法選択支援外来を担う看護師の教育

　腎代替療法選択支援外来を担う看護師は，多様な分野について包括的に情報提供できる必要があります。腎代替療法選択支援外来を始動する事前準備として，スタッフの指導スキルを確認し，教育プログラムの学習機会が必要です（表1）。始動後は，スタッフ1人が単独で全分野の情報提供を行うよりも，多職種が専門知識を補い合いながら患者へ関わり，情報提供を行うことが望ましいとも考えます。

表1　腎代替療法指導に必要なスタッフ向け教育プログラム例

腎臓機能の基礎知識	腎臓の機能・構造の理解，機能と生理学，腎臓障害に関する知識など
腎代替療法に関する知識	腎代替療法の種類とその利点・欠点，適応，禁忌，副作用などの情報
看護管理	腎代替療法を行う患者は，高度な看護管理が必要となる。患者の身体的・精神的健康，安全，快適性の向上を支援するため，看護管理を強化する
患者の評価	身体的状態と腎代替療法におけるセルフケア能力を評価，検査データの理解，腎代替療法に関する知識・技術の習得状況
患者ケアに関する情報	効果的ケアを提供するため，病気の理解と管理スキル，効果的コミュニケーションスキル，などの情報
支援サービス	腎代替療法を受ける患者が，心理的・社会的・経済的な問題に対処できるよう，腎代替療法に関するサービスに精通している必要がある

1 当施設における療法選択支援外来の歩み——診療体制と運営環境の紹介　217

当施設で開始した腎代替療法選択支援外来は，2006年，当時の透析部門看護師が日本透析医学会のガイドラインをもとに資料を作成し，情報提供を行い，より良い腎代替療法選択支援外来の運用基準・手順を考え，医師やメディカルスタッフと協議しながらの試行錯誤でした。当時，「在宅療養指導室」という看護外来部門を立ち上げ，入院患者が退院後に受診したときに看護師が支援する機会として，腹膜透析を行う患者の相談や看護支援を開始した頃でした。また，在宅の看護支援を学ぶため，透析部門看護師が訪問看護ステーションの看護師の在宅訪問時に同行するなどして，訪問看護を体験し，透析患者の在宅での様子を知る機会を設けました。

　2018年度の，診療報酬改定で導入期加算の1と2が認められました。これまでは診療サービスの一環としての腎代替療法選択支援外来でしたが，血液浄化センターに移転した機会に過去10年間を振り返り，加算算定の施設基準に照らして運用の基準・手順を見直し，加算算定を開始しました。

　2020年度の改定ではこの加算2はさらなる増額が認められ，腹膜透析や移植へのさらなる取り組みの重要性が認識され，チーム医療の重要性も含めて，保存期における腎代替療法指導管理料が認められました。これは3年以上の経験を有する専任の看護師の関与を必須とした新しい制度です。この頃より，当施設の血液浄化センター看護師へは，新たな資格取得を目標に取り組むことが推奨され，1名が新資格を取得しました。

　そして，2021年1月，腎代替療法選択を行う医療専門職を教育・推進する組織として，日本腎代替療法医療専門職推進協会(JRRTA)が設立されました。この協会は医師，看護師，臨床工学技士，薬剤師，管理栄養士，移植コーディネーターなど多くの医療専門職が腎代替医療の発展のために協力していくこと，さらに患者により良い医療を提供することをめざして設立された協会です。透析療法に特化した医療専門職の新たな協力体制の確立，その制度の中心となる共通の資格認定制度として「腎代替療法専門指導士」の新資格が創設されました。この資格を有した医療専門職を中心として患者・家族を支援する連携体制が促進され，腹膜透析や腎移植，在宅血液透析など，在宅支援で生きる患者の割合が徐々に増加することが期待されています[1]。

　2022年度に診療報酬改定で導入期加算3が新設され，この算定条件により，上記新資格取得者が参加する加算1と2の算定施設との連携研修会を企画実施することとなりました。当施設では，2022年11月より「腎代替療法施設連携会」を企画・開催し，実施を開始しています。

また2024年度の改定では導入期加算2と3がさらに各＋10点となり，腎代替療法選択支援の重要性がよりいっそう評価されるようになってきました。

5 腎臓専門医療従事者が実施する「腎代替療法選択支援外来」

当施設における腎代替療法選択支援外来の名称は，誰もがわかりやすい名称がよいと考え，「腎不全療法選択外来」としています。また，腎代替療法指導管理料を算定[2]しており，その施設基準と加算手順に準じた取り組みを行っています。その内容については，☞1章「腎代替療法選択支援外来を始める前に」を参照して下さい。

腎代替療法，いわゆる透析療法そのものは，患者が希望して行う治療ではなく，必要に迫られ，思い悩み，そして受容して選択する治療です。自身のライフスタイルの一部となる治療であることからも，本人の人生観を含め，よりライフスタイルに則した治療法を患者とともに検討する「腎代替療法選択」の支援が重要です。当施設の透析療法は血液透析が97％を占め，腹膜透析はわずか3％程度にすぎませんが，就労年齢で新規に透析を開始する患者，高齢で合併症が多い患者などには腎代替療法選択支援を経て腹膜透析を選ばれた方が多くおり，現在の管理数74名は埼玉県内最多となっています。

患者への「腎代替療法選択」の情報提供は，GFR区分（mL/分/1.73m^2）が中等度から高度低下となるG3bの段階を目途に日程調整し，血液浄化部門において腎臓専門医療従事者が実施することが望ましいとされています。よって，まずは専門医師が重症度を判断した上で，血液浄化センターの腎代替療法選択支援外来を担当する看護師と臨床心理士へつないでいます。

また，最適な腎代替療法の選択と準備をするためには，患者・家族への情報提供だけでなく，ともに考える時間をもつ機会が腎代替療法選択支援外来の役割であると考えています。患者・家族が望むこと・望まないこと，社会生活上困難なこと，患者自身と同居家族がどのようなことに留意して生活すべきか，などを考えます。具体的には，血液透析，腹膜透析，腎移植をわかりやすく説明し，患者の治療法選択の支援を行っています。

1 当施設における療法選択支援外来の歩み——診療体制と運営環境の紹介　**219**

| 腎代替療法選択支援外来運営上のポイント |

▶「腎代替療法選択支援外来」は，腎代替療法指導管理料を算定するための施設基準と加算手順を満たすことが望ましいです。そのため，腎臓専門医療従事者への教育が重要となります。

▶最適な腎代替療法の選択と準備をするためには，腎臓専門医療従事者である看護師と臨床心理士が，患者・家族とともに考える時間をもつことが大切です。

文 献

1) 日本腎代替療法医療専門職推進協会：腎代替療法専門指導士について　腎代替療法専門指導士資格設立の経緯と目的．
[https://jrrta.org/about-sp/about2/]
2) 医学通信社，編：腎代替療法指導管理料（B001・31）．診療点数早見表2024年度版．医学通信社，2024，p265-66．

11章 始めましょう，療法選択支援外来

2

腎代替療法専門指導士としての，当施設における今後の展望

奥山正仁，安田多美子

Key word 今後の課題，「笑顔で！」

Key note
▶死ぬまで治療を行わなければならないのが，慢性期治療＝透析治療です。

▶治療継続のためには，患者と医療者の対等な関係が必要です。

▶腎代替療法選択支援外来での看護師の意見・方向性がもたらす影響は大きいです。

▶患者のアドヒアランス不足を補うため，提供する情報の標準化と患者情報の施設間共有が必要です。

1 はじめに

　腎代替療法は慢性期治療であり，"死ぬまで"継続する治療となります。よく医療現場においては"死"はタブーとされています。しかし，慢性期治療においては，"死"への理解も必要となります。説明する上でも，たとえば「カリウムの値が高ければ心臓が停止し，死んでしまいます」など具体的に説明することで，初めて患者本人も治療の必要性について受け入れができるようにも思えます。

　最近では，テレビコマーシャルなどでも慢性腎臓病（CKD），eGFRの認知度を上げるための啓蒙活動を目にすることが多くなりました。腎代替療法選択支援は，"患者さんが正しい情報を知る"ことから始まります。患者が腎代替療法を継続しながら，満足のいく人生を送るための支援を考えています。

　本項では，当施設において筆者らが出会った患者の事例をケーススタディとして振り返り，当施設の腎代替療法選択支援の今後の展望と課題について考えます。

2 腎代替療法選択支援（事例のケーススタディ）

> 患者：Aさん，50歳代，アパートに1人暮らし
> 職業：パティシエ（洋菓子店勤務）
> 朝出勤しないAさんを心配し，同僚が自宅へ行くと意識不明で倒れており，救急車で搬送されました。搬送後，インフルエンザ陽性が判明しました。腎機能低下が著しく，急性腎不全の診断で短期カテーテルでの緊急血液透析が開始されました。
> その後，意識と全身状態の改善があり，歩行など日常生活動作（ADL）が回復しましたが，1カ月ほど経過しても腎機能の改善はなく，維持透析の方針となりました。医師からは血液透析の導入について説明され，シャント作製が予定されました。緊急入院でしたので「腎代替療法」の血液透析以外の説明がされておらず，退院後もパティシエ継続を強く希望していました。

2-1 焦点

- 仕事に誇りをもち，透析治療を導入した後も仕事の継続を強く希望していること
- 入院中であること
- 急な入院となり意識不明の状態となっていたため，腎代替療法について説明が不十分であること
- 急性腎不全から慢性腎不全への移行であること（今までに腎機能低下の指摘はなかった）

2-2 アセスメント

①仕事を継続していくためには，血液透析（HD）or 腹膜透析（PD）のどちらが退院後の生活に取り入れやすいのか？ ハイブリッド腹膜透析での導入は？

②近隣での夜間透析施設の受け入れ状況と開始時間などの情報確認が必要。

③PDを行う場所はあるのか？

- 自宅（透析液の保管場所の確保。寝床はベッドなのか？ 布団なのか？）
  ➡仕事の継続となれば連続携行式腹膜透析（CAPD）よりは，連続周期的腹膜透

析（CCPD）〔夜間自動腹膜透析（APD）使用〕の検討必要。

- 職場（ある程度清潔状態が確保できる場所があるのか？）
  - ➡ 職場での受け入れ状況は大丈夫なのか？ 協力が得られるのか？ 日中のバッグ交換は職場でできるのか？
- ④腎代替療法への受け入れはできているのか？
  - 今後，腎代替療法を継続していくことの必要性，「透析ができない＝死ぬ」の理解もあるのか？
  - アドヒアランスに問題はあるか？

2-3 結果

① 入院中であるため「腎代替療法選択支援外来」（以下，療法選択外来）の受診ができません（外来で診療報酬申請する指導料のため腎不全療法指導料の算定ができない）。
  - ➡ 緊急入院となり急性期から慢性期へ移行し，予期せぬ腎代替療法の導入です。外来での療法選択外来の受診がなく，腎代替療法に関する情報の不足があります。患者にとって不利益となります。指導料の算定はできませんが，情報の提供は必要です。患者の思いを聴くこととなります。
② 仕事の継続を強く希望していることがわかりました。仕事をフルタイムでと考えると，HDは夜間透析であっても実現できません。賃貸でのアパートに1人暮らしのため，在宅血液透析（HHD）もできません。
  - ➡ PDでなければ，患者が望んでいることの実現は困難です。PDで導入した場合の具体的な治療方法や，APDの使用も必要であることを説明します。
③ PDが継続できるのは5〜10年程度であり，その後，HDへ移行する必要があることも説明します。また，ハイブリッドPD（HD1日／週＋PD5〜6日／週）の導入も説明します。

2-4 経過

療法選択の説明後は，「HD＜PD」で本人が希望することを主治医へ伝達し，シャント造設手術がキャンセルとなり，後日，全身麻酔下でのテンコフカテーテル挿入でPDでの導入となりました。

その後，月1回のPD外来通院では，バレンタインにはパティシエとしてつくった

"試作品のチョコレート" をいつも持ってきてくれて，感想を聞かれることも多くあり，仕事とPDを行いながら生活ができて，生きがいを感じている様子でした。

2-5 考察

本事例は入院中の方でしたので，腎代替療法に関する情報不足を補うために説明し，予定していたHDをPDの導入へと切り替えることができました。これは，主治医との連携が円滑であったことがポイントであると思います。

そして，入院中の患者であっても，透析治療の情報不足を解消するための介入ができたことは大きな成果であると思います。指導料を算定せずに説明することは，"採算度外視" となり，難しい点ではありますが，死ぬまで治療を行わなければならないのが慢性期治療＝透析治療であり，患者の今後の人生がかかっているので譲歩できません。また，患者が治療を継続していくためには，患者＝医療者の対等な関係であるべきとも思います。

3 腎代替療法の選択を支援する上での疑問点

療法選択外来で出会った患者との面談後，いつも思うことがあります。腎代替療法選択の説明をひと通り行い，患者の話を聞いた上で考え，いくつかの疑問が浮かぶのです。

- 入院中の患者には指導料が算定できない。
- 療法選択外来での看護師の意見を，どこまで医師が汲み取ってくれているのかが不明。
- 選択した療法で患者は満足しているのか？
- 選択した治療を継続できるのか？
- 生活の質の向上になっているのか？
- 途中で治療法について疑問はなかったのか？
- 家族の思いは？
- 本当はやりたくないが，しかたなく納得したのか？

など，疑問は尽きないです。

しかし，導入後に患者の笑顔や，「やってよかった」などの声があると，実際に腎代替療法に携わっている者としてはうれしく思います。

当施設においては，2022年度から腎代替療法指導管理料（500点：情報通信機器を

用いた場合435点)算定をしています。しかし，それ以前の2006年から年間100～130件の療法選択の説明を行ってきました。療法選択支援に携わるスタッフの教育と患者指導内容の統一は重要です。スタッフの個人的能力が影響しますが，時間が合えばお互いの療法選択外来に同席し，質問や説明方法を取得することなどで，統一した説明を行えるようにしています。

"患者の不利益"をなくし，継続した治療を死ぬまで行うことができ，満足のいく人生を送る手助けとなればと思います。

4 今後の展望と課題

4-1 療法選択外来における今後の展望

腎代替療法を導入するにあたり，事前の準備が必要であると思います。適切な時期に専門医への紹介が必要になります。専門医への紹介時期としては，GFR区分G3b（GFR 30～44mL/min 1.73m^2）が望ましいとされています。しかし，当施設への紹介時期は，GFR区分G4やG5（GFR 30mL/min 1.73m^{2}未満）の末期腎不全状態が多く見受けられます。そのため，療法選択外来に紹介後すぐに透析導入が必要となり，何も準備もできないまま受け入れる状況にあります。本来なら，紹介元の外来で療法選択支援を行い，患者が事前の情報を得た上で，最終的な療法選択支援として当施設で介入することが理想です（なかなか，紹介元での療法選択支援は困難なことも理解はしています）。

当施設では，2022年度より人工腎臓における導入期3を算定し，その施設基準の中にある導入期加算1，2の施設との研修会を開催しています。透析に関する患者への情報提供（近隣のクリニックにおいて，腎臓病専門医がフォローしていることが多くあります）は，導入期加算1，2，3を算定するすべての施設職員が共通の知識を用いて，的確な時期と内容で療法選択支援を行えることをめざしています。また，今後はこの研修会の企画・運営の機会を重視し，導入期加算を算定する施設の職員との連携の強化と，療法選択外来の質向上を望んでいます。

4-2 当施設における課題を考える

提供する情報の標準化と患者情報の施設間共有の不足

療法選択外来での情報提供とは，限られた時間の中で，患者がもつ情報に照らし，

優先順位を考慮した説明を行うことでしょう。特に「腎移植」についてより詳しく情報の提供が必要ではないかと日々感じます。現在は，腎移植の年齢は特に規定はされていません。よって，献腎移植の登録においては，待機年数が10年以上から15年程度経過してから順番となります。

　当施設における他の施設からの紹介では，下記①②に示すような「高齢者の献腎移植登録」や「アドヒアランス不足」のケースが散見されます。腎代替療法に関する提供情報の不均一，患者へ提供する情報の不足，患者情報の施設間共有や標準化ができていないために起こったものです。これらのことは，療法選択支援を行う医療者が，導入期加算の研修会での学習や専門知識の資格（腎代替療法専門指導士など）を得ることで実現できるのではないかと思います。

①高齢者の献腎移植登録

- 待機中に65歳以上の高齢者となる場合，心機能や認知機能の低下などで全身麻酔下の手術が適応にならないことがあるため，移植後の年齢を考える必要があります。
- 移植後に急速な認知機能低下をきたすことがあります。家族のサポート体制の確認が必要となります。

②アドヒアランス不足

- 移植後，免疫抑制薬などを適切に服薬しないと，拒絶反応や感染症などの発症リスクがあるため，内服や体重などの管理ができる状態である必要があります。
- 「今やっている透析治療は自分にとってデメリットな部分が大きいから，移植をしたい」などの発言の原因は，アドヒアランス不足である場合が多いです。患者の考えをよく聴き，適切な情報の提供が必要となる場合もあります。

十分な知識・経験と様々な資格を有するスタッフの確保および定着

　当施設の療法選択外来の環境と運営，スタッフ教育については☞11章1「当施設における療法選択支援外来の歩み」で述べていますが，十分な経験と様々な資格を有するスタッフの確保と定着は難しく，多職種間の人間関係や環境調整を維持・継続させなければなりません。

　2024年現在，療法選択外来を担当するスタッフの中には，腎代替療法専門指導士，腎臓病療養指導士，日本糖尿病療養指導士など様々な有資格者がいます。また，透析に関する資格だけでなく，病棟，外来，ICUなど様々な知識，経験があります。そのため，説明するときのアプローチが多種多様にあり，他のスタッフの説明を聞くだけでも面白く感じ，新たな発見がより多くあるように思えます。

多種多様なスタッフであることは，ベースとなる知識の標準化を図ることより，詳しい情報提供となると考え，日々切磋琢磨しています。

時には，療法選択外来の面談では，透析以外の知識や雑学なども必要かと思います。腎代替療法と関係のない雑談により思わぬ情報を引き出すことが，患者の笑顔や興味につながり，前向きな気持ちにさせるのではないかと考えます。

マイナス面だけの説明でなく笑顔の見える説明をめざす

療法選択外来では，「透析は嫌だ」「透析までして生きたくない」などと発言する患者が多いです。

現実を厳しく説明する（透析をしなければ死に直結するなど）ことも大切ですが，マイナス面だけの説明は避けたいものです。透析をすることで，より"生きがい"を感じ"目標"を見出せるよう導くことが大切です。

透析をすることで，趣味の継続，家族との生活，仕事の継続などを実現させ，より充実した透析生活を楽しく思えるような説明が必要となります。

そのため，療法選択外来の面談中には，1回以上の笑いを追求し，笑顔を引き出して説明することで，嫌な思いも少しは和らげられると思っています。ぜひ，療法選択支援の際には"笑顔"で説明をしてみて下さい。

療法選択外来における説明のポイント

▶導入期加算1，2の施設との連携が重要です。

▶患者のアドヒアランス不足が生じないように提供する情報の統一が必要です。

▶ネガティブではなくポジティブな説明を心がけます。

▶最後は「笑顔」で。

索引

欧文

A
ACP (advance care planning) **3**
ADL (activities of daily living) **157**
APD (automated peritoneal dialysis) **52, 61, 114, 174**
AVF (arteriovenous fistula) **32, 33, 34**
　　——の合併症 **35**
AVG (arteriovenous graft) **32, 33**

C
CAPD (continuous ambulatory peritoneal dialysis) **51, 174**
CCPD (continuous cycling peritoneal dialysis) **52**
CKD (chronic kidney disease) **5, 29**
　　——ステージ **5, 83, 93**

E
eGFR (estimated glomerular filtration rate) **15, 20**
EPS (encapsulating peritoneal sclerosis) **54, 75**

H
HD (hemodialysis) **2, 14, 28, 113, 137**(小児), **161**(高齢者), **173**
　　——患者と医療従事者が重要と考える項目の比較 **23**
　　——導入指導 **188**
　　——併用療法 **53, 73, 76**
HDF (hemodiafiltration) **28**
HHD (home hemo dialysis) **28, 38, 115, 209**
　　——導入教育 **40**
　　——導入前準備 **39, 40**

I
IgA腎症 **149**

J
J-DOPPS (Japan Dialysis Outcomes and Practice Patterns Study) **46**

P
PD (peritoneal dialysis) **50, 73, 138, 174, 209**
　　アシスト—— **163**
　　ハイブリッド—— **223**
　　夜間—— **52, 114**
　　——患者数 **14**
　　——管理料 **61**
　　——導入 **70, 72**
　　——のツール **164**
　　——のデメリット **61**
　　——のメリット **59**
　　——ファースト **20**
　　——ホリデー **74**
　　——ラスト **21, 162, 169**

R
RRT (renal replacement therapy) **20, 23**

S
SDM (shared decision making) **2, 3, 11, 118, 120, 198**
SMAP法 (stepwise initiation of peritoneal dialysis using Moncrief and Popovich technique) **69**

V
VAIVT (vascular access intervention therapy) **37**

和文

あ
アンルーフィング手術 **67**

い
維持透析 **187**
移植コーディネーター **88**
医療費 **105, 157, 194**
育児支援 **147**

お
オーバーナイト透析 **45**

か

カテーテル　33
　　──埋没手術　70
がん患者　175
化学療法　174, 177
家族のサポート　159
海外渡航移植　86
介護保険　173
改正臓器移植法　92
外国人患者　199, 201
感染　36
緩和ケア　172

き

基幹病院　17
狭窄・閉塞　36
共同意思決定　☞SDM
緊急時対応　44
緊急透析　189

け

経済的負担　154
血液型不適合移植　84
血液透析　☞HD
血清Cr値　15
献腎移植　80, 91, 107, 139
　　──登録　91, 93, 94, 107, 226

こ

高齢者　160
　　独居──　164
　　──の腎移植　167
高度腎不全　24

さ

サイコネフロロジー　119, 128, 130
サルコペニア・フレイル　29
災害対策　208
在宅血液透析　☞HHD
残腎機能　50, 60, 64, 75

し

シャント　34, 35
　　──瘤　35
「じんぞう病教室」　5, 18

自己穿刺　38, 41
自立支援医療　196
事前指示書　173
社会福祉支援　126
社会保障制度　154, 196
終末期　162
障害者雇用　112
障害者年金　140
小児　108, 134, 136
　　──の医療費助成制度　140
食事摂取　30, 175
身体障害者　106, 195
心理的支援システム　128
診療報酬改定　3
(腎)移植　80, 81, 138, 174, 210, 226
　　生体──　83, 85, 106
　　先行的──　20, 84
　　夫婦間──　84
　　──後透析再導入　104
　　──後の再発　87
　　──後の生活　99
　　──後の生存率・生着率　97
　　──術後合併症　83
　　──ドナー　82
　　──登録施設　93
腎機能の悪化　17
腎生検　101
腎代替療法　2, 4, 8, 11, 20
　　──合併症　20
　　──指導管理料　4, 10, 219, 224
　　──選択　3, 126, 183
　　──選択支援　130, 136, 145, 153, 155,
　　　　161, 170, 189, 221
　　──選択支援外来(腎不全療法選択外来)
　　　　4, 24, 58, 119, 150, 158, 167, 196, 198,
　　　　214, 219, 223, 225, 227
　　──選択支援外来の記録フォーマット　11
　　──専門指導士　3, 4, 218
　　──に対する受容状態　6
　　──の種類　8

索引　229

す

スチール症候群 36
スリルの減弱 34

せ

生活環境の変化 156
生活困窮 196
生活保護 159
生殖機能 145

た

多職種連携 18, 180, 189
体液過剰 53, 74
段階的腹膜透析導入法 69

ち

知的障害 123

つ

ツインバッグ 50, 174, 209

て

出口部（カテーテルの） 65, 72
　　——感染 62, 67
　　——ケア 61
　　——変更術 67

と

ドナー 86, 106
　　——特異的抗体 101
透析医療支援 127
透析液 59
透析カテーテル管理 187
透析患者像 119
透析記録表 43
透析処方 30
透析導入 194
　　——の目安 21
透析療法 215
（人工腎臓）導入期加算 218, 225
動脈表在化 33
特定療養疾病 195

に

日常生活習慣 67

入院導入 54
尿毒素 74
妊娠 102, 140, 144, 146
　　ハイリスク—— 151
　　——合併症 143
妊婦 146, 150

は

バスキュラーアクセス 32, 187
　　——の日常管理 34

ひ

被嚢性腹膜硬化症 54, 75

ふ

腹水 174
腹膜炎 53, 65
腹膜透析 ☞PD

ほ

保存的腎臓療法 10, 168

ま

末期腎不全 23, 139, 168
慢性維持透析患者 32
慢性腎臓病 ☞CKD

め

免疫抑制薬 87, 101, 102, 103

や

夜間透析 45

よ

溶質除去不足 54

り

リエゾンチーム 137
利尿薬 18
療法選択 ☞腎代替療法選択
療法選択支援 ☞腎代替療法選択支援
療法選択支援外来 ☞腎代替療法選択支援
　外来

れ

レシピエント 86, 106
　　——のストレス 82
　　——の選択基準 95

監修 **小川智也**（おがわ ともなり）
埼玉医科大学総合医療センター 腎・高血圧内科教授，血液浄化センター長

1997年 埼玉医科大学 卒業
1999年 埼玉医科大学総合医療センター第4内科（現 腎高血圧内科・人工腎臓部）助手
2007年 同 腎高血圧内科・人工腎臓部 助教
2010年 尚篤会 赤心クリニック 透析部長
2011年 埼玉医科大学総合医療センター 腎高血圧内科・人工腎臓部 助教
2012年 埼玉医科大学医学部 講師（総合医療センター 腎高血圧内科・人工腎臓部）
　　　　米国 Indiana University
2017年 埼玉医科大学総合医療センター 腎・高血圧内科学
　　　　血液浄化センター 准教授，血液浄化センター長
2022年4月より現職

腎代替療法
選択支援外来 実践ガイド

定価（本体 3,500円＋税）
2024年12月13日 第1版

監　修　小川智也
発行者　梅澤俊彦
発行所　日本医事新報社　www.jmedj.co.jp
　　　　〒101-8718　東京都千代田区神田駿河台 2-9
　　　　電話（販売）03-3292-1555　（編集）03-3292-1557
　　　　振替口座　00100-3-25171
印　刷　ラン印刷社

© Tomonari Ogawa　2024　Printed in Japan
ISBN978-4-7849-3500-0 C3047 ¥3500E

本書の複製権・翻訳権・上映権・譲渡権・公衆送信権（送信可能化権を含む）は
（株）日本医事新報社が保有します。

JCOPY 〈（社）出版者著作権管理機構 委託出版物〉
本書の無断複写は著作権法上での例外を除き禁じられています。複写される場
合は，そのつど事前に，（社）出版者著作権管理機構（電話 03-5244-5088,
FAX 03-5244-5089, e-mail:info@jcopy.or.jp）の許諾を得てください。

電子版のご利用方法

巻末袋とじに記載された シリアルナンバー を下記手順にしたがい登録することで，本書の電子版を利用することができます。

1 日本医事新報社Webサイトより会員登録（無料）をお願いいたします。

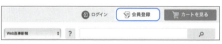

会員情報の手順は弊社Webサイトの
Web医事新報かんたん登録ガイドを
ご覧ください。
https://www.jmedj.co.jp/files/news/20191001_guide.pdf

（既に会員登録をしている方は **2** にお進みください）

2 ログインして「マイページ」に移動してください。

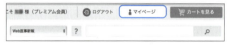

3 「未登録タイトル（SN登録）」をクリック。

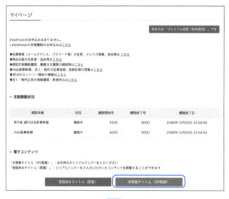

4 該当する書籍名を検索窓に入力し検索。

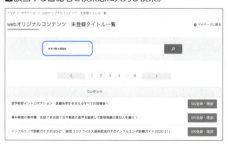

5 該当書籍名の右横にある「SN登録・確認」ボタンをクリック。

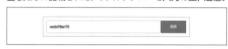

6 袋とじに記載されたシリアルナンバーを入力の上，送信。

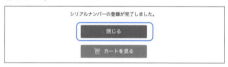

7 「閉じる」ボタンをクリック。

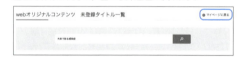

8 登録作業が完了し，**4** の検索画面に戻ります。

【該当書籍の閲覧画面への遷移方法】
① 上記画面右上の「マイページに戻る」をクリック
　➡ **3** の画面で「登録済みタイトル（閲覧）」を選択
　➡ 検索画面で書名検索➡該当書籍右横「閲覧する」
　ボタンをクリック
　または
② 「書籍連動電子版一覧・検索」*ページに移動して，
　書名検索で該当書籍を検索➡書影下の
　「電子版を読む」ボタンをクリック
　https://www.jmedj.co.jp/premium/page6606/

　*「電子コンテンツ」Topページの「電子版付きの書籍を
　　購入・利用される方はコチラ」からも遷移できます。

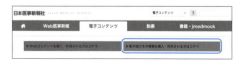